Gefördert von der Kulturabteilung der Stadt Wien, Literatur

Umschlag: & Co www.und-co.at
Originalsujet © pexels_merlin
Satz: AD
Druck: Florjančič

ISBN 978-3-99059-188-8

Literaturverlag Droschl Stenggstraße 33 A-8043 Graz
www.droschl.com / office@droschl.com

Sabine Schönfellner

Schneckenkönigin

Roman

Literaturverlag Droschl

»›Normal‹ is different when you live on the precipice, on the edge of both wellness and illness.«

Alice Hattrick, Ill Feelings

»But sitting there I thought, too, about the fact that some kinds of healing can be so slow that you barely notice them.«

Meghan O'Rourke, The Invisible Kingdom

1

Klara hatte einen Plan. An guten Tagen konnte sie es von der Straßenbahnendstation durch die Weinberge hinauf zur Aussichtsplattform schaffen, wenn sie sich für den Tag danach nichts vornahm. An schlechten Tagen konnte sie mit Lea nur auf den Spielplatz gehen, der direkt auf dem Heimweg vom Kindergarten lag, bis zum Wasserspielplatz und zurück war zu weit.

Der Plan geht nicht auf, dachte sie und sah auf die breitgefächerten Blätter der Platane vor dem Café. Der zweite Kaffee, den sie auf dem Weg in die Arbeit trinken musste, stand noch unberührt vor ihr. Der Milchschaum sah heute seltsam fest aus, mit großen Löchern darin.

Der Plan sah vor, dass sie sich ihre Kraft einteilen konnte. Der Plan sah nicht vor, dass es auf und ab ging. Manchmal schien es so, als wäre wochenlang alles in Ordnung, als könnte sie Fahrrad fahren, stundenlang mit Lea auf dem Spielplatz bleiben, drei schwere Einkaufstaschen vom Supermarkt nach Hause und die Treppe hoch schleppen, am Abend noch einen Film zu Ende sehen, nachts dreimal von Lea geweckt werden und dennoch am nächsten Tag wieder aufstehen und von vorne beginnen. Dann wieder war sie ausgeschlafen und sicher, dass sie genug getrunken hatte, aber ihr wurde trotzdem plötzlich schwarz vor Augen. Sie konnte nie wissen, wann es umschlug, wann sie sich auf einmal in der Früh zu schwer und müde fühlte, um sich im Bett aufzurichten, und mit einem Mal ein kribbelnder Schmerz ihre Wirbelsäule nach unten ziehen würde.

Sie suchte sich im Café jedes Mal einen Tisch, von dem aus sie die Platane gut sehen konnte. Der Baum hatte die typischen dunklen Flecken auf der Rinde, er schuppte sich, um den Stamm lagen handtellergroße, trockene Rindenstücke. Wie sich das wohl anfühlen würde, wenn sich ihre Haut großflächig schuppte, wenn auf dem Unterarm ein großer, hellrosa Fleck zum Vorschein käme? Würde es wehtun, wenn sie mit den Fingerspitzen darüberstrich?

In der Handtasche vibrierte ihr Handy, bestimmt war es Matti, der sie daran erinnern wollte, ihre Tabletten von der Apotheke abzuholen, oder wissen wollte, ob sie immer noch vorhatte, am Abend zu Lotte zu fahren.

Sie trank den ersten Schluck Kaffee, er war ihr wie immer zu bitter, doch das Café lag als Einziges auf dem Weg. Hinter ihr war es leise, das Radio lief kaum hörbar und die Kellnerin wischte über Tische und Tresen. Ab und zu kam jemand herein, um einen Kaffee zum Mitnehmen zu bestellen, nur keine Zeit verlieren auf dem Weg ins Büro oder zum nächsten Termin. »Du hast es gut, dass du ins Büro kommen kannst, wann du willst«, hatte Lotte zu ihr gesagt. Dabei musste selbst Lotte verstehen, dass Gleitzeit und Flexibilität in Wahrheit bedeuteten, vor einem wichtigen Kundentermin abends noch schnell mit flimmernden Augen eine Präsentation fertigzustellen und von unterwegs E-Mails zu beantworten. »War doch nur ein Scherz«, hatte Lotte seufzend gesagt.

Der Plan, dachte sie wieder und rieb sich die Augen. Matti hatte ihr geholfen, er hatte Listen und Tabellen erstellt. Sie war selbst schuld, sie hatte ihm fasziniert von der Löffel-Theorie erzählt, nachdem sie auf einem Blog davon gelesen hatte. Man solle sich die für einen Tag zur Verfügung stehende Energie als Löffel vorstellen, und jede Tätigkeit brauche Energie, von banalen Dingen wie Duschen, Treppen steigen oder Kochen bis zu Aufwendigerem wie Fahrrad fahren, einen Großeinkauf machen oder Freunde treffen. Und während gesunde Menschen eine scheinbar unbegrenzte Anzahl an Löffeln zur Verfügung hätten, sei es bei chronisch kranken Menschen so, dass sie nur sehr wenige Löffel hätten und daher sehr genau überlegen müssten, wofür sie ihre Energie jeden Tag einsetzten.

»Chronisch krank, also nicht nur ab und zu etwas zu müde? Können wir das jetzt endlich sagen?« Matti hatte erleichtert geklungen.

»Aber immer stimmt es ja nicht.«

»Du musst dich nicht ständig krank fühlen, um krank zu sein.«

Sie hatte nicht schon wieder ein Gespräch darüber führen wollen, ob es nicht doch eine eindeutige Diagnose geben könnte, wenn sie noch einen Spezialisten aufsuchte. »Du hast doch auch den letzten Blutbefund gesehen, da stand schon wieder unauffällig, hm?«, hatte sie nur müde gesagt.

Sie hatte es dennoch versucht, hatte mit Matti gemeinsam überlegt, wie viel sie sich vornehmen sollte, ob sie sich auf größere Unternehmungen wie einen Urlaub oder eine mehrtägige Fortbildung vorbereiten könnten. Matti war überzeugt, sobald er alle Variablen kannte, könnte er den perfekten Plan erstellen.

Hinter ihr klirrte es. Der Kellnerin war ein Glas umgefallen, der Kaffee lief über die Arbeitsplatte und tropfte auf den blauen Fliesenboden vor dem jungen Mann im schwarzen Anzug, der langsam ein paar Schritte vom Tresen zurück machte. Klara stand auf, um hinüberzugehen und zu helfen, doch die Kellnerin winkte ihr und dem anderen Gast hektisch zu, dass sie das allein machen würde, kein Problem.

Mittlerweile war ihr Kaffee kalt, so schmeckte er auch nicht besser. Sie ließ ihn stehen und ging nach draußen zur Platane. Auf der hellbeigen, glatten Rinde tastete sie den Rand von einem Fleck ab, fuhr sich dann über den Unterarm. Müsste sie ihre Arme ständig eincremen, die Haut gar mit Bandagen schützen, wenn sie sich großflächig ablöste, um hellrosa und faltenfrei nachzuwachsen?

Früher hätte sie gedacht, sie müsste das aufschreiben, das wäre ein interessanter Gedanke, zu dem sie noch mehr notieren, am besten eine Geschichte schreiben sollte. Aber sie wusste, dass diese Geschichten nicht fertig werden würden, nur lose Anfänge in Notizbüchern blieben.

Sie warf einen Blick auf ihr Handy, Matti hatte ihr wirklich geschrieben, dass sie nicht auf die Apotheke vergessen solle. Aber beim letzten Mal hatte sie nicht daran gedacht, bis sie die letzte Tablette aus der Packung genommen hatte, also war es schon gut so.

Manchmal saß Matti neben dem Bett, wenn sie nur mit einem kühlen Waschlappen über den Augen daliegen konnte, und entschuldigte sich dafür, dass er etwas übersehen haben musste, als wäre es seine Schuld, dass sie hier lag. Er versprach ihr dann leise flüsternd, dass er weiter Pläne schreiben würde, dass sie es irgendwann schaffen würden. Aber sie dachte dann, dass sie sich nicht wie eine Löffelzählerin fühlte, wenn sie im Halbdunkeln lag, sondern eher wie eine nervöse englische Dame, die man zur Erholung an die Meeresluft Cornwalls geschickt hatte. Die erste Zeile eines Gedichts, das sich in ihrem Kopf zaghaft geformt hatte, war ihr schon auf der letzten Strecke der Kutschenfahrt entfallen, als ihr wieder übel geworden war. Die Zeile würde nicht zurückkommen, wie sie wahrscheinlich auch nicht nach London, sie würde in der salzigen Luft liegen und auf Möwenschreie warten. Außer ihre Familie bat sie doch wiederzukommen, wenn sie sich etwas kräftiger fühlte, nur damit sie versteckt in einer Dachkammer auf dem Bett sitzen, lesen und wieder nicht heiraten würde.

Ihr Handy vibrierte, Klara schreckte auf. Sie sah auf die Zeitanzeige, zum Teammeeting könnte sie es noch schaffen, wenn sie jetzt aufbrach. Doch ihr fielen die Platanen in der

Querstraße ein, die letzte Woche mit großen, neongelben Kreuzen besprüht worden waren. Sollten sie gefällt werden, waren sie am Ende schon gefällt? Sie hob ein dunkelbraunes Stück Rinde auf, es zerbrach zwischen ihren Fingern.

Sie bog in die Querstraße ab und formulierte in Gedanken eine Nachricht an Matti. Sie wollte ihm schreiben, dass sie manchmal das Gefühl habe, noch nicht einmal ihre Schublade mit den Löffeln gefunden zu haben. Matti würde sie sofort anrufen, ob alles in Ordnung sei.

Die erste Platane war schon gefällt, nur noch ein Stumpf ragte aus dem Boden. Die anderen trugen nun mehrere neongelbe Kreuze und waren mit Absperrband eingezäunt, als könnte jemand versuchen, sie zu stehlen.

»War das immer schon, dass deine Gedanken sich so verzweigen und verzetteln?«, hatte Matti einmal gefragt. Sie konnte sich nicht erinnern, was sie ihm damals gezeigt hatte, vier Muttermale auf seinem Bauch, die ein Quadrat bildeten, oder ein trauriges, ausgestopftes Eichhörnchen, das als letztes Relikt in einem leeren Schaufenster zurückgeblieben war.

»Oder?«, hatte sie nachgefragt.

»Oder werden sie immer mehr so, seit …« Er hatte den Satz nicht beendet, als wüsste er nicht, wie er ihren Zustand beschreiben sollte.

Was war zuerst da, überlegte sie wieder. Wohl ihre Art zu denken, aber für die konnte sie ja nichts? Konnte sie etwas dafür, wie sie das Auf und Ab sah und damit umging? Musste das zusammenhängen?

Am anderen Ende der Straße wurde eine Kettensäge angeworfen. Quälend langsam durchschnitt die Säge einen Stamm, sie hielt sich die Ohren zu.

2

»Salz ist gesund«, sagte Lotte und schleckte über den Stein, den sie vom Waldboden aufgehoben hatte. Sie hielt ihn Klara hin, die den Kopf schüttelte. Sie steckte ihre Hände fest in die Taschen ihres Kleides und zog die Schultern hoch.

»Wenn du nicht einmal Salz isst, wirst du schnell sterben!«, wandte Lotte ein.

»Ich glaube, von zu viel Salz stirbt man auch.« Die Mutter hatte das zu ihr gesagt, wenn sie sich die Eiernockerln oder die Nudeln nachsalzen wollte, und ihr den Salzstreuer wieder weggenommen.

Lotte lachte auf. »Es geht ja nicht darum, dass du löffelweise Salz essen sollst. Aber Salz ist wichtig für den Körper, habe ich in Biologie gelernt.«

Langsam nahm Klara ihr den Stein doch ab, berührte ihn mit der Zungenspitze. Er war kalt und schmeckte erdig. Sie spuckte aus und warf den Stein, so weit sie konnte, zwischen die Bäume fort, sie hörte ihn nicht aufschlagen. »Im Wald keine Steine werfen, überhaupt keine Steine werfen«, hatte sie die Stimme ihres Vaters im Ohr, aber der war weit weg und schlief wahrscheinlich schnarchend in einem Lehnsessel.

Lotte sagte, sie solle sich nicht so anstellen und außerdem beeilen, wenn sie noch vor Einbruch der Dunkelheit eine Hütte erreichen wollten. Klara konnte sich nicht erklären, warum Lotte zu wissen glaubte, dass es hier eine Hütte gab, sie waren noch nie hier gewesen. Aber wenn sie nachfragte, würde Lotte vermutlich auflachen und sagen, dass sie keinen Spaß verstehe und auch nicht, wie solche Spiele funktionierten. Dann könnten sie es gleich lassen.

Klara stolperte ihr weiter nach auf einem Pfad über Wurzeln, unter Ranken hindurch und dicht an rauen Baumstämmen vorbei, ein Pfad, den nur Lotte sehen konnte. Sie hatte beschlossen, dass sie genauso gut losziehen konnten, wenn die Eltern schon einen ruhigen Nachmittag auf dem Balkon des Landgasthofs haben wollten. Wenn sie ihnen zu laut waren, wenn sie sich nur über ihre Tischmanieren beschweren konnten und darüber, dass sie nicht zuhörten, wenn der Vater aus dem Reiseführer vorlas, dann sollten sie sehen, wie es war, wenn sie nicht da waren. Wie lange würde es dauern, bis es ihnen auffiel, dass sie weg waren? »Nicht vor morgen Früh«, hatte Lotte gesagt. Klara konnte sich das nicht vorstellen, aber sie hatte trotzdem ihre festen Schuhe angezogen und war hinter Lotte zur Tür hinausgeschlichen.

Klara strich sich eine nasse Haarsträhne aus dem Gesicht. Lotte vor ihr schien nicht müde zu werden, bekam sie gar kein Seitenstechen? Einen Moment lang musste sie stehen bleiben und tief einatmen. Die Mutter hatte gestern noch gesagt, sie müsse sich schonen, immerhin sei sie letzte Woche noch krank im Bett gelegen. Gott sei Dank war das Fieber nach fast zwei Wochen Kommen und Gehen von einem Tag auf den anderen plötzlich verschwunden. Vielleicht hatten die Antibiotika doch noch gewirkt, die sie beim zweiten Arztbesuch bekommen hatte? Sie schluckte, war da wieder das Kratzen im Hals?

»Kommst du endlich?« Lotte war stehen geblieben und hatte die Hände in die Hüfte gestemmt. Vielleicht schwitzte sie nicht, weil sie die dünne Wanderhose und das Wandershirt trug, die sie vor dem Urlaub noch bekommen hatte und die schnell trockneten. Sie sollte schließlich mit dem Vater längere Wandertouren machen können.

Klara machte ein paar schnelle Schritte hinter ihr her. Wenn sie jetzt nicht mithielt, würde Lotte sie vielleicht nicht mehr mitnehmen. Sie hatte letzte Woche beim Frühstück gefragt, warum Klara immer krank sei. Lotte hatte sich beschwert, dass sie leise spielen und ihre Puzzles im Wohnzimmer machen sollte, nur weil Klara krank war.

An einem Abhang blieb Lotte plötzlich stehen und deutete hinunter: »Wir müssen umdrehen.«

Unten floss ein Bach voller dunkelbrauner Blätter dahin, auf der anderen Seite stieg das Ufer ebenso steil wieder an. »Warum denn, wir finden schon einen Weg?« Klara beugte sich nach vorn, doch Lotte zog sie zurück.

»Wer weiß, wie schnell das Wasser fließt, wie kalt es ist oder ob es Wirbel gibt. Wir können da nicht durch.«

Gebirgsbäche kannten sie beide nur aus Geschichten oder dem Abenteuerfilm, den sie vor ein paar Wochen gesehen hatten, in dem zwei Mädchen nur in Begleitung eines großen gefleckten Hundes den Weg ins Tal finden mussten, nachdem ihr Vater und ein Bergführer sich bei einem Absturz verletzt hatten. Lotte wusste nicht besser als sie, was zu tun war, und hatte offenbar Angst vor kaltem Wasser. »Das sieht nicht so tief aus. Lass es uns zumindest versuchen.« Vorsichtig begann sie, über rutschige Wurzeln hinweg hinunterzuklettern. Sie sah sich nicht nach Lotte um, nach kurzer Zeit hörte sie, wie sie ihr folgte. Unten blieb sie zwischen den Wurzeln stehen, sah auf das schmale, dunkle Gewässer vor sich und machte zögerlich ein paar Schritte vor und zurück.

»Lass uns umkehren«, sagte Lotte plötzlich.

»Klara wäre auch nicht umgekehrt.« Sie hatten die Frau von dem Foto und die Geschichten, die sie sich zu ihr ausgedacht hatten, schon lange nicht mehr erwähnt, irgendwann hatte es sich abgenützt, darauf zu verweisen, dass Klara mutiger gewesen wäre als sie selbst. Wann hatten sie das letzte Mal so getan, als ob sie wüssten, dass sie allein von zu Hause fortgegangen war, nur mit einem Koffer voller Kleider, um in die Stadt zu gehen, und dort zu der Frau zu werden, die mit Federhut und entschlossenem Blick in die Kamera schaute?

Klara holte ein paar Schritte Anlauf, sprang und spürte, wie ihr das kalte Wasser an den Beinen hochspritzte. Schnell machte sie noch einen Schritt nach vorn, sie hatte es fast bis ans Ufer geschafft, die Schuhe waren bis oben hin schlammig. Lotte landete sicher neben ihr auf dem Trockenen.

»Vielleicht schaffen wir es doch noch bis zu einer Hütte.« Lotte kletterte entschlossen den Abhang hinauf, als hätte sie nie etwas anderes getan.

Bei jedem Schritt konnte Klara spüren, dass ihre Socken nass an den Füßen klebten. »Oder wir kehren doch um.«

»Willst du jetzt unsere Klara sein oder nicht?« Lotte hatte sie bisher nur im Scherz so genannt und sie nicht ernst genommen. Hatte sie es nun doch akzeptiert? Sie schüttelte abwechselnd ihre Füße, im Versuch, den Schlamm doch noch loszuwerden.

Schweigend erreichten sie einen schmalen Pfad, der sich zwischen dichter werdenden Nadelbäumen den Hang nach oben schlängelte. Klara konnte Lotte vor sich keuchen hören, aber sie wurde nicht langsamer, verschwand immer wieder zwischen Nadelbäumen aus ihrem Sichtfeld, um dann an einer lichten Stelle wieder aufzutauchen. Erst als sie die Bäume hinter sich ließen und auf einen Abhang mit Baumstümpfen und schulterhohem Gras kamen, wurde Lotte langsamer, blieb schließlich stehen und setzte sich auf einen Baumstumpf.

Klara setzte sich auf einen weiteren Baumstumpf neben ihr: »Aber wie sollen sie uns hier finden?«

»Mit einem Hubschrauber«, Lotte deutet vage auf die Bäume unter ihnen, wo im Tal der Landgasthof liegen musste, dann auf den Himmel über ihnen.

Klara sah in Gedanken einen gelben Hubschrauber aufsteigen, der mit einem Suchscheinwerfer über dem Wald kreiste, weil es mittlerweile Nacht geworden war. Sie hörte den Vater schon schimpfen, weil er die Suchaktion selbst bezahlen musste, und die Mutter, wie sie sagte, sie würde es ihnen bis ans Lebensende vom Taschengeld abziehen. »Mir ist kalt«, sagte sie.

»Ich wusste, du würdest zuerst aufgeben«, sagte Lotte nur.

»Nein, mir ist wirklich kalt, so, wie wenn ich Fieber bekomme.« Erst jetzt im Sitzen spürte sie es deutlich, strich sich über die nasse Stirn, um zu fühlen, ob sie heiß wurde.

»Wenn du wieder krank wirst, weil wir weggelaufen sind, kriege ich Ärger.« Lotte sah sie besorgt an, kam dann zu ihr und legte ihr die Hand auf die Stirn. »Ich spüre nichts.«

»Vielleicht ist es auch nichts«, sagte Klara hoffnungsvoll.

Aber wenn sie tief einatmete, fühlte es sich an, als wäre das Fieber immer noch nicht ganz weg. Dabei war der Hausarzt erst sicher gewesen, ein Infekt könne sich in ihrem Alter schon ziehen, sei aber harmlos, und dann hatte er gesagt, die Antibiotika würden alles töten.

»Kannst du gehen?« Machte Lotte sich mehr Sorgen um sie oder darum, dass sie Hausarrest oder eine andere Strafe bekommen könnte, weil sie als ältere Schwester vernünftig sein sollte?

»Natürlich kann ich gehen.« Sie schwankte beim Aufstehen einen Moment, drückte ihre Füße fest gegen den Boden. Die Antibiotika hatten gewonnen, war sie sicher. Auch die Mutter hatte das gesagt, und dass es doch nicht ganz so schlimm gewesen sein konnte, wie Klara im Fieber gestammelt habe.

»Sind wir bis zum Abendessen zurück?«, fragte Klara.

»Bergab geht es schneller, wir schaffen es bis zur Jause.«

»Aber sie werden gemerkt haben, dass wir weg sind?«

»Oh ja, sie werden schimpfen.« Lotte ging wieder entschlossen voran. Bald verlor Klara sie aus den Augen, bis sie ihre Schwester plötzlich aufschreien hörte. Es dauerte viel zu lange, bis sie sie einholte, Lotte kauerte auf dem Boden und hielt sich das rechte Bein. Sie musste gestolpert sein und drückte ihre Hand gegen eine blutige Stelle auf ihrem Unterschenkel.

Klara ging neben ihr in die Knie: »Es sieht nicht tief aus?«

»Es wird schon gehen, ich habe mich nur geschreckt«, schniefte Lotte.

»Wir müssen ja nicht sagen, dass wir auf den Berg wollten, wir können auch sagen, wir wollten nur zum Spielplatz im Nachbarort«, fiel Klara ein.

»Ja, und wir haben gedacht, wir stören sie nicht und bleiben nur kurz weg.«

»Und weil wir dann geglaubt haben, es könnte zu regnen beginnen, sind wir schnell umgekehrt und du bist gestolpert, weil du mich davon abgehalten hast, auf die Straße zu laufen.«

»Aber das Auto, vor dem ich dich gerettet habe, ist auch viel zu schnell gefahren.«

Klara reichte Lotte ihre Hand und zog sie in die Höhe. Langsam gingen sie nebeneinander talwärts, Lotte humpelte nur ein wenig.

3

Ohne Schlüssel ließ sich das Fenster nicht öffnen, nur kippen. Klara stellte sich vor, vom Bett aufzustehen, sich auf der beigen Fensterbank abzustützen und am Fensterrahmen zu rütteln, bis er doch nachgeben würde. Käme dann ein kühler Windhauch herein, oder war es draußen so dumpf drückend wie unten in der Einfahrt der Rettungswägen, wo sie gestern angekommen war? Sie hatte noch gedacht, dass es in dieser Nacht nicht mehr abkühlen würde, dann hatten sich die Schiebetüren hinter ihr geschlossen. Der Rettungswagenfahrer hatte das Klemmbrett an der Aufnahme abgegeben und ihr noch aufmunternd zugenickt, bevor er sie auf der Liege zurückgelassen hatte.

Sie hatte am Anfang gedacht, dass sie schnell eine Antwort bekäme, dass man sie entweder gleich wieder wegschicken oder ernst ansehen würde, dass jemand die richtige Untersuchung oder den richtigen Test finden würde und dann wäre alles geklärt. Aber sie hatte die ganze Nacht in diesem Zimmer zugebracht, wo es nichts zu sehen gab, nur die großen Fenster mit den Metalldornen zur Taubenabwehr draußen auf dem Fensterbrett. Sie hatte lange aus dem Fenster gestarrt, während der Himmel rosa und dann blau geworden war.

Sie drückte die Schultern nach hinten, um sich aufzurichten, zu anstrengend, sie tastete nach der Fernbedienung an ihrem Bett und stellte es höher. Der zweite Turm des Krankenhauses war in ihrem Fensterausschnitt nicht zu sehen, sie wusste nicht, ob er links oder rechts von ihrem Fenster oder ganz vor ihrer Aussicht verborgen war. Aber sie wusste, dass er da war, genauso hoch und hässlich braun über der Stadt. Frau Kovaric im Bett neben ihr hustete, laut und dreimal hintereinander, dann röchelte sie.

»Na, wie kann ich Ihnen denn helfen?« Die Krankenschwester blieb vor ihrem Bett stehen und lächelte sie an. Klara sah sie verwirrt an, war es nicht ihre Aufgabe, das zu wissen? Hatte sie nach der Schwester geklingelt, ohne es zu merken? Der Knopf über ihrem Bett leuchtete nicht.

Sie schaute zu ihrem Bettende, aber dort hing kein Klemmbrett mit Diagnosen und Kurven, wie sie es aus amerikanischen Fernsehserien kannte. Sie wusste nicht, ob es für sie schon Kurven und Diagnosen gab, und ob die hier in einer Aktenmappe aus Papier abgelegt wurde, die im Schwesternzimmer lag, oder in den Untiefen einer Dateiablage im internen Netzwerk verschwanden. Sie hatte keine Ahnung, wie Krankenhäuser funktionierten.

»Geht es Ihnen gut?«, die Krankenschwester sah sie besorgt an. Klara nickte und ließ sich zurücksinken. »Können Sie allein aufstehen?«

Noch einmal versuchte sie, sich aufzurichten, ihr wurde leicht im Kopf, grau vor den Augen, sie musste sich nach hinten fallen lassen. »Nein.«

Die Krankenschwester seufzte. »Wenn Sie mich brauchen, klingeln Sie. Ich hänge Ihnen noch einmal eine Infusion an.« Klara sah ihr nach, sie ließ die beige Tür einen Spalt breit offen stehen. Klara tastete den Venflon auf ihrem linken Handrücken ab.

Der zuständige Arzt in der Aufnahme hatte sie zweimal gefragt, was genau passiert war. Sie hatte sich noch daran erinnern können, dass sie den Kopf in den Nacken gelegt hatte, leichte Wolkenschlieren am blauen Himmel, dann war der Himmel gekippt, ein Haus aufgetaucht, Asphalt, jemand hatte geschrien. Nein, sie hatte nichts getrunken, nichts genommen. Sie konnte nicht mehr aufstehen, es war ein langer Tag gewesen, an der Sonne, vielleicht einfach die Hitze, weiter hatte sie nicht gewusst. Er hatte noch einmal ihren Blutdruck gemessen, gesagt, dass er vorerst nichts finden könne, dass alles so aussehe, als sei es in Ordnung.

Die Krankenschwester kam zurück und hängte ihr eine Infusion an, schnippte prüfend gegen die Plastikflasche. »Wissen Sie, wann die Visite ist?«, fiel Klara ein.

»Am Vormittag.« Frau Kovaric fing wieder an zu husten, die Krankenschwester hastete zu ihr und redete beruhigend auf sie ein.

Sie hatten Klara gefragt, ob ihr das schon einmal passiert sei? Nein, nicht einmal auf der Wanderung vorletztes Wochenende, als sie zu wenig zu trinken eingepackt und schon befürchtet hatte, einen Sonnenstich zu bekommen. Ob sie Schmerzen habe, hatte erst der Arzt in der Aufnahme wissen wollen, dann der bleiche Medizinstudent, der neben ihm gestanden war. »Nicht einmal Kopfschmerzen?«, hatte er sie noch gefragt. Sie hatte den Kopf geschüttelt, nichts, sie fühlte sich nur zu leicht, um noch aufzustehen, alles drehte sich, und das gehe nicht weg. Sie hatten ihr ins Ohr geleuchtet, ihren Kopf vorsichtig geschüttelt, dann heftiger, doch mit dem Innenohr war alles in Ordnung gewesen. Herzrasen, hatte sie sagen wollen. Aber nur am Anfang, noch auf dem Asphalt, war es ihr so vorgekommen, als ob in ihr etwas davongaloppiert wäre, es war immer langsamer geworden. Nun fühlte es sich nur noch nach einem gelegentlichen Holpern an, aber das erschien ihr zu seltsam, um es laut auszusprechen. Der Medizinstudent hatte sie mitleidig angesehen, das konnte an ihr gelegen haben oder an seinem langen Dienst.

Sie sah der klaren Flüssigkeit zu, die aus dem Plastikkanister in den Schlauch hinuntertropfte und in ihren Arm rann. Wahrscheinlich war nichts darin, nur Kochsalzlösung, was sollten sie ihr schon geben? Sie könnten ihre Zeit damit verschwenden, ihr in den Kopf, ins Herz, wo auch immer hinzuleuchten. Blut hatten sie ihr schon abgenommen, dabei war offenbar nichts herausgekommen, oder sie wollten es ihr erst bei der Visite sagen.

Zwei Stunden später hatte sie es geschafft, ihre Armbanduhr vom Nachtkästchen zu sich zu ziehen, wo das Handy war, wusste sie nicht, immer noch keine Visite in Sicht. Sie richtete sich auf, langsam musste sie wirklich aufs Klo, sie schob ihren Fuß über die Bettkante, erst da fiel ihr auf, dass sie aufstehen wollte. Ein wenig wackelig noch, aber sie konnte die Füße auf den Boden stellen. War wieder alles in Ordnung? Es war wie das Fieber, das sie als Kind gehabt hatte, plötzlich da und unausweichlich heftig, mit einem Mal wieder verschwunden. Aber Fieber und Schwindel hatten doch nichts miteinander zu tun?

Sie sah hinüber zum Fensterschloss. Frau Kovaric war eingeschlafen und schnarchte leise hinter ihr. Zum Rütteln fühlte sie sich noch zu schwach, aber sie könnte aufstehen und sich auf der Fensterbank aufstützen, nach dem anderen Turm Ausschau halten. Sie sollte nicht über Türme nachdenken, nicht überlegen, ob auf den Metalldornen vor den Fenstern schon einmal Tauben aufgespießt worden waren und wer sie dann weggeräumt hatte, sondern sich konzentrieren. Wo konnte ihr Handy hingekommen sein? Sollte sie jemanden anrufen, um sie abzuholen, Hanna oder Lotte? Oder war es dafür noch zu früh?

Sie versuchte, sich auf die Füße zu stellen, ihre Knie fingen an zu zittern, sie setzte sich doch wieder auf das Bett zurück. Ein wenig warten noch, auf das Mittagessen oder die Visite. Sie würde nach der Schwester klingeln müssen, damit die sie bis zum Klo stützte.

Aber irgendwann, wenn nicht heute, dann morgen, würde sie entlassen werden, ohne dass ihr jemand sagen könnte, was ihr gefehlt hatte, war sie mit einem Mal überzeugt. Sie wusste es so sicher, wie sie wusste, dass es einen zweiten Turm gab, und dass die Tauben bestimmt einen versteckten Sims auf jedem Stockwerk fanden, wo sie doch noch landen und sich ausruhen konnten.

4

»Die Geschichte geht so«, setzte Klara an. Lotte lacht auf, hielt sich schnell die Hand vor den Mund und sah sie entschuldigend an.

»Was ist denn so lustig?« Matti hielt sein Bierglas mit beiden Händen fest, fiel Klara auf. Er hatte schon vorhin nervös gelächelt, als Lotte ihn gefragt hatte, was er denn studiere und was seine Eltern alles bezahlten.

»Es gab eigentlich mehrere Geschichten«, begann Klara noch einmal. »Am Anfang hingen sie mit einem Foto von einer Dame mit Federhut zusammen und dem Schmuck, von dem unsere Mutter immer gesagt hat, dass das unsere einzigen Erbstücke wären. Einmal hat sie erzählt, die Dame auf dem Foto war ihre Urgroßtante und hieß Klara.«

»Aber heißt du jetzt Klara oder nicht?«

Lotte lächelte ihr Lächeln, das vielsagend sein sollte und mit dem sie schon so oft über Klara hinweggelächelt hatte. Aber dieses Mal meinte sie Matti. Klara schüttelte den Kopf.

»Eigentlich heißt sie Carina. Er wird es nicht verstehen, das habe ich dir doch gesagt«, meinte Lotte.

Klara griff über den Tisch nach Mattis rechter Hand. Warum musste Lotte verraten, dass sie über ihn gesprochen hatten? Sie selbst hatte Lotte doch noch gesagt, dass es vielleicht besser wäre, nicht darüber zu reden und dem Thema weiterhin auszuweichen. Aber Lotte hatte ihr zugeredet, dass sie es nicht ewig verschweigen könne, das würde nur peinlich enden.

»Wir haben uns als Kinder Geschichten rund um Klara ausgedacht und irgendwann hat Lotte angefangen, mich so zu nennen.«

»Das stimmt nicht!« Lotte sah sie nicht an, sondern hielt ihr leeres Bierglas in die Höhe, suchte zwischen den voll besetzten Tischen nach der Kellnerin.

»Vielleicht habe auch ich zuerst gesagt, dass ich Klara heißen möchte, und Lotte hat es übernommen. Und für alle Freunde heiße ich heute noch Klara.«

»Also heißt du Carina.« Matti sah zwischen ihnen hin und her, wartete auf eine Erklärung. Lotte bestellte noch eine Runde, obwohl Klara und Matti nur ein paar Schlucke getrunken hatten.

»Einmal hast du geglaubt, dass du wirklich Klara heißt.« Lotte sah sie ernst an. Sie hatte keine Ahnung, was Lotte meinte, schließlich hatte sie oft darauf bestanden, dass das ihr richtiger Name sei.

»Du hast 40 Grad Fieber gehabt und dich gegen Wadenwickel gewehrt und unsere Mutter angeschrien, dass du nicht Carina heißt, sondern Klara. Außerdem hast du gesagt, dass du nicht liegen bleiben kannst, weil du einen Ozeandampfer erwischen müsstest, übermorgen in Hamburg, du hättest ein Ticket für die zweite Klasse.«

Klara erinnerte sich an hohes Fieber, bei dem die Wände näher gekommen waren, und dass sie Wadenwickel immer gehasst hatte, die plötzliche Kälte auf den Unterschenkeln und der scharfe Essiggeruch. Aber wann hatte sie sich gewehrt?

»Wir haben überlegt, dass Klara davongelaufen sein könnte und nach Amerika gefahren ist, um eine berühmte Zirkusartistin zu werden. Oder dass sie eine Stelle in Wien gesucht hat und einen berühmten Fotografen kennengelernt hat, der auf der Durchreise war, und ihn überzeugen konnte, sie als Assistentin einzustellen, und dann ist sie mit ihm nach München gegangen. Deshalb hat sie auch im Kostüm für dieses Foto posiert, sie wollten eine neue Kamera oder eine neue Studioeinrichtung testen.«

»An einen Ozeandampfer kann ich mich nicht erinnern«, sagte Klara leise. Matti drückte ihre Hand und zog sie zu sich.

»Doch, du hast herumgeschrien, ganz wirres Zeug. Wahrscheinlich hatte unsere Mutter deshalb die Klara-Geschichte so satt.«

»Sie hat sich geweigert, mich so zu nennen, und immer das Gesicht verzogen, wenn sie gehört hat, dass Lotte oder andere mich so nannten.« Klara lehnte sich näher zu Matti, er hatte im Zuhören sein Glas neben den Bierdeckel gestellt, auf dem ein dunkler Ring zurückgeblieben war. Würde er später sagen, dass er zu müde wäre, um noch zu ihr mitzukommen, weil er früh rausmusste? Würde er sie in den nächsten Tagen vertrösten, dass er keine Zeit habe, da er für eine Prüfung lernen müsse, wie Stefan es gemacht hatte, als er von der Namensgeschichte erfahren hatte?

»Ich habe leider keine erfundenen Urgroßtanten. Und was war das mit dem Schmuck, du hast etwas von Schmuck erwähnt?«

Lotte zog eine Augenbraue hoch, sagte aber nichts mehr.

»Als wir noch kleiner waren«, begann Klara, »haben wir gespielt, dass Klara eine Prinzessin oder Räuberin oder Räuberprinzessin war und die Perlenkette von ihrer bösen Stiefmutter gestohlen oder für eine Heldentat bekommen hat.«

»Eine Zeit lang wolltest du diese Geschichten auch aufschreiben, erinnerst du dich?«

Klara schüttelte den Kopf. Lotte und Matti mussten nicht alles wissen. Sie hatte mehrere Hefte mit diesen Geschichten in einem Schuhkarton mit ein paar Zeichnungen und anderen Erinnerungsstücken unten in ihrem Schrank versteckt. Vor einiger Zeit hatte sie wieder hineingeschaut. Sie hatte die Geschichten länger in Erinnerung gehabt, aber meist waren es nur schnell erzählte, holprige Abenteuergeschichten mit wenigen Sätzen, unter den meisten stand noch dazu in Großbuchstaben »ENDE«.

Matti sah sich im Raum um, als betrachte er die Plakate mit Bier- und Ciderwerbung an den Wänden eingehend oder die ungeputzten Spiegel mit den zerkratzten Rahmen, bis er schließlich fragte: »Aber warum bist du Klara und nicht Lotte?«

Die Schwestern sahen einander ratlos an. »Ich weiß auch nicht«, sagte Lotte nach einer Weile. »Ich wollte zwar auch Diebin werden und es bis nach Amerika schaffen und nie Kinder haben, aber jemand anderes wollte ich anscheinend nie sein.«

Matti lachte. Klara verschluckte sich an ihrem Bier und musste husten. Er fragte Lotte, wie lange sie schon unterrichtete und ob sie immer Lehrerin bleiben wollte. Lotte runzelte die Stirn und fing an zu erzählen, von geschenkten Einsern in Volksschulzeugnissen und Eltern, die schon nach dem ersten Test in ihre Sprechstunde kommen und etwas ausdiskutieren wollten, und anderen, die auch nach der dritten Mitteilung an sie nicht kommen konnten. Klara hörte nur halb zu. Sie könnte die Hefte mit den Klara-Geschichten noch einmal hervorkramen, vielleicht war sie zu streng mit sich gewesen und sie waren nicht gar so peinlich? Oder sie könnte sie morgen wegwerfen, ohne sie noch einmal zu öffnen, um noch ein wenig an der Erinnerung festzuhalten, dass sie einmal spannende Geschichten hatte schreiben können.

5

Matti hatte schon beim letzten Ultraschall mitkommen wollen, doch dann hatte er früher im Büro sein müssen. Dieses Mal saß er neben ihr im Wartezimmer, sah auf seine Armbanduhr, dann wieder zu der großen, violetten Wanduhr, als würde sich dadurch etwas ändern.

Sie hatte ihm die Schwarz-Weiß-Aufnahmen auf den Tisch gelegt, auf denen mit etwas Fantasie ein Kopf und Rückgrat zu erkennen waren. Er hatte sich tief über eines der Bilder gebeugt, den Kopf nach links und rechts gedreht, geseufzt, als habe er Ahnung von Ultraschallbildern. Wenigstens war er nicht mehr bleich geworden wie bei dem Schwangerschaftstest, den sie ihm schweigend entgegengehalten hatte.

Er hatte auf einen Punkt auf dem Bild getippt und wissen wollen, was das war. »Das ist ein fünf Zentimeter großes Bild, woher soll ich wissen, was das ist«, hatte sie nur gesagt.

»Du hast doch selbst gesagt, es kommt dir komisch vor.«

»Ja, das alles«, hatte sie nur gesagt und den Bilderstreifen wieder zusammengefaltet.

»Wenn du losmusst, ist das kein Problem«, flüsterte Klara.

»Wir haben uns beide dafür entschieden, und jetzt will ich es sehen«, flüsterte er zurück.

Endlich wurde die Tür zum Untersuchungsraum geöffnet, die Ärztin blieb im Türrahmen stehen und nickte ihnen zu. Matti hob ihre Tasche auf und folgte ihr.

Die Ärztin wollte wissen, wie es ihr gehe, und forderte sie auf, sich auf die Waage zu stellen. Während sie Klara bat, sich in der Umkleidekabine freizumachen, wandte sie sich an Matti: »Haben Sie denn Fragen?«

»Müssen wir auf etwas Bestimmtes achten in Bezug auf ihren Gesamtzustand?«

»Was meinen Sie mit Gesamtzustand?« Die Ärztin wirkte irritiert, Klara hörte, wie sie ihren Sessel zurückschob.

»Ist irgendetwas auffällig?«

Klara trat schnell aus der Umkleide: »Ich bin dann fertig.«

Die Ärztin winkte sie zum Untersuchungsstuhl. Klara sah Matti nicht an, der näher kam und nach ihrer Hand griff: »Ich meine, wegen ihrer Schmerzen und der Schwindelanfälle.«

»Sie haben Schmerzen?« Die Ärztin sah sie verwundert an.

»Nein, derzeit nicht.«

»Falls Sie Schmerzmittel brauchen, müssen Sie darauf achten, welche Präparate Sie in der Schwangerschaft nehmen dürfen.«

»Du hast ihr doch die Befunde mitgebracht, oder?« Matti hielt ihre Finger fest umklammert.

»Davon höre ich zum ersten Mal«, sagte die Ärztin und griff nach ihrem Untersuchungsbesteck, ließ dann ihre Hände sinken.

»Sie hat das immer wieder. Du hast das doch immer wieder, und sie wissen immer noch nicht, was es ist.«

»Ich bin auch noch da«, sagte Klara. »Mir geht es gut, und der Neurologe meinte, es ist nichts zu sehen, weder im Hinterkopf oder der Halswirbelsäule beim MRT, noch im Blut.«

»Mir wäre auch nichts aufgefallen«, sagte die Ärztin ruhig.

Klara spürte, dass Matti sie ungläubig ansah, sie wich seinem Blick aus und starrte auf den Monitor. Als die Ärztin ihren Bauch mit dem Ultraschallkopf berührte, zuckte sie zusammen.

»Sehen Sie, da ist Ihr Baby«, deutete die Ärztin auf den Bildschirm, ein übergroßer Kopf, eine gekrümmte Figur, kurze Ärmchen.

»Ein Fötus«, sagte Klara.

Matti lachte leise, die Ärztin schüttelte nur den Kopf: »Wie Sie meinen.«

»Na ja, für ein Baby ist es noch etwas klein«, wandte Matti ein.

»Haben Sie schon über Namen nachgedacht? Mit einem Namen wird das Kind für viele realer.« Die Ärztin gab ihr ein Tuch, um sich das Untersuchungsgel vom Bauch abzuwischen.

Klara schüttelte den Kopf. Sie hatten versucht, sich auszurechnen, welche Kosten auf sie zukommen könnten, ein Kinderwagen, denn Lotte hatte ihren längst verkauft, eine Erstausstattung, ein Babybett, was brauchten Babys alles? Ihre Mutter war am Telefon überrascht gewesen, hatte dann aber nur »gut« gesagt. Matti hatte es seinen Eltern immer noch nicht gesagt.

Nach der Untersuchung, während Klara sich in der Tür der Umkleide stehend wieder anzog, reichte die Ärztin Matti die ausgedruckten Ultraschallbilder. »Machen Sie sich keine Sorgen.«

Er schien zu überlegen, ob er noch einmal nachfragen sollte, aber dann nickte er.

»Wir machen uns keine Sorgen«, warf Klara ein und zog ihre Strumpfhose über den Bauch.

»Dann ist ja alles in Ordnung. Machen Sie einfach mit meiner Assistentin einen Termin in vier Wochen aus.«

Im Hinausgehen sagte Matti nur zu ihr: »Aber vor drei Wochen, als du gesagt hast, du kannst nicht aufstehen.«

»Das kann alles Mögliche gewesen sein. Schwanger sein macht eben müde. Du hast die Ärztin doch gehört.« Sie nahm ihm die Tasche und die Ultraschallbilder aus der Hand.

»Aber du weißt doch auch, dass es sein kann, dass es dir durch die Schwangerschaft schlechter geht? Das ist doch auch eine ziemliche Belastung für den Körper, denk doch nur daran, was Hanna gesagt hat.«

Aber es war ihr doch die letzten Wochen über gut gegangen. Klara ging Matti voran die schmale Treppe des Altbaus hinunter, vorbei an verstaubten Gummibäumen in den Fensternischen. Erst unten bei der Eingangstür blieb sie stehen und sah ihn an. Er fing wieder an: »Wenn man nicht genau schaut, kann es auch gut sein, dass man etwas übersieht.«

»Wenn man zu lange sucht, wird man etwas finden. Sollen wir uns jetzt in Kalendersprüchen unterhalten?« Sie dachte daran, wie sie bei jedem Blutstropfen in der Unterhose gedacht hatte, jetzt wäre es vorbei, zu früh gefreut. Wie sie gar nicht glauben hatte können, dass die Ärztin auf dem Ultraschall doch noch einen Embryo gefunden hatte. Sie fühlte sich immer noch nicht richtig schwanger, sie wartete auf Bewegungen im Bauch, auf mehr als Müdigkeit und ein paar Kilo mehr auf der Waage.

Matti sagte nichts mehr und ging neben ihr her zur Straßenbahnstation. Sie griff nach seiner Hand: »Ich weiß, dass du es gut meinst.«

Als sie gesehen hatte, dass der Test positiv war, hatte sie kurz überlegt, Matti nichts zu sagen. Sie könnte mehrere Tests machen, an mehreren Tagen hintereinander, um wirklich sicherzugehen. Sie hatte sich noch im Klo auf den Boden gesetzt, die Beine angezogen, den Rücken gegen die Wand gedrückt und nach oben zu der nackten Glühbirne gesehen. Bisher war ihr nie aufgefallen, dass sie hier keine Lampe aufgehängt hatten. Staubig war die Glühbirne auch noch gewesen.

Matti räusperte sich: »Du hast doch selbst gesagt, dass du nicht so gut darin bist, Fragen zu stellen und zu erklären, wie es dir geht, weil du immer denkst, es interessiert keinen so richtig. Deshalb wollte ich doch mitkommen.«

»Ja, aber.« Klara wusste nicht weiter. Sie hängte sich bei

ihm ein und lehnte sich gegen seine Schulter, er murmelte: »Ich suche mir nicht aus, worüber ich mir Sorgen mache.«

Sie überlegte, ihm zu sagen, dass es am Ende immer noch ihr Körper war, aber was sollte das bringen? Sie hatten beide den Zeitungsartikel zu der neuen Studie gelesen, in der es darum ging, dass bei Frauen Hormonumstellungen wie Schwangerschaft oder Wechseljahre Autoimmunerkrankungen auslösen oder verschlimmern konnten.

»Vielleicht sollten wir wirklich über Namen nachdenken«, meinte Matti auf dem Weg zur Straßenbahnstation.

»Oder ich sollte mir eine andere Gynäkologin suchen, die sich nicht einmischt. Aber dafür ist es wohl zu spät.«

»Du findest, dass sie sich einmischt?« Er wirkte ehrlich überrascht.

»Immerhin ist es am Ende immer noch mein Körper.« Nun hatte sie es doch noch gesagt.

Matti wirkte verwirrt darüber, was das mit den Aussagen der Gynäkologin genau zu tun hatte. »Wahrscheinlich nennen die meisten Schwangeren ihre Föten von Anfang an Baby, da wollen Gynäkologinnen auch nicht zu medizinisch klingen.«

»Mag sein. Ist dir eigentlich aufgefallen, dass wir im Klo keine Lampe hängen haben?«

Nun schien er noch verwirrter: »Brauchen wir eine?«

»Nicht unbedingt.« Sie sah sich mit einem Baby auf der Schulter die halbe Nacht über durch die Wohnung schlurfen, im Licht der Straßenbeleuchtung zählte sie die Spinnweben an der Decke und merkte, dass die anderen Lampen in der Wohnung ihr nicht gefielen, so viele hässliche LED-Spots.

Matti deutete auf die Straßenbahn, die um die Ecke bog, und ging an der Haltestelle weiter nach hinten, um in den letzten Wagen einzusteigen.

6

Lotte hatte Anton einmal an der Bushaltestelle vergessen. Das gab es nur in Filmen, hatte sie gedacht, dass Eltern ihre Kinder irgendwo vergaßen und wirklich nicht mehr daran dachten, noch einen Blick auf die Rückbank zu werfen oder ihnen beim Einsteigen die Hand auf die Schulter zu legen. Sie brauchte zwei Stationen lang, ging in Gedanken die Einkaufsliste durch, auch die Fischfilets, die Anton bestimmt nicht essen würde, bis ihr auffiel, dass er immer noch nichts gefragt hatte, nicht laut kommentierte, was draußen zu sehen war. Der Platz neben ihr war leer. Sie drückte hektisch den Halteknopf, rannte den Weg zurück, knapp vor einem hupenden Auto über die Straße.

Anton saß immer noch mit der gepunkteten Einkaufstasche auf dem Schoß auf der schmalen Metallbank. Neben ihm stand eine ältere Frau, die Lotte abschätzig musterte. »Da bist du ja!«, rief Lotte, weil ihr nichts Besseres einfiel. Anton hob die Schultern und sah sie fragend an. »Komm schon, jetzt müssen wir auf den Nächsten warten«, sie zog ihn von der Bank, weg von der Frau, hinaus aus dem Wartehäuschen. Seine Jacke hatte hinten mehrere graue Schmutzstreifen, die Jeans einen schwarzen Strich quer über den Oberschenkel, zumindest trug er eine Haube.

»Der Bus zum Friedhof ist gerade vorbeigefahren«, sagte Anton. Für ihn fuhr jeder Bus an dieser Station, in den sie nicht einstiegen, zum Friedhof, seit er sie einmal gefragt hatte, wo die andere Linie hinfuhr und warum sie den Bus nicht nehmen konnten.

Lotte schaute zurück zu der Frau, die sie weiterhin anzustarren schien. »Du hast mich vergessen«, stellte Anton fest.

»Hat er das wirklich gesagt?«, Klara glaubte ihr nicht.

»Er hat mich so angesehen, als wollte er das sagen. Und die Frau hat nicht aufgehört uns anzustarren, bis wir in den nächsten Bus eingestiegen sind.«

»Das kann alles Mögliche bedeuten«, meinte Klara. »Vielleicht hat sie auch einmal ein Kind vergessen und wollte nicht daran erinnert werden.«

»Auch wenn sie selbst einmal ein Kind vergessen hat, sah sie mir nicht danach aus, als würde sie das zugeben, eher, als würde sie es leugnen und jeder, der dasselbe passiert, große Vorwürfe machen.«

Klara ließ sich tiefer in die Couch sinken. »Du nimmst einfach immer das Schlimmste von allen an.«

»Ich kenne eben Menschen.«

»Und wie ist es dann weitergegangen?«

»Wie, was weitergegangen?«

»Nachdem du ihn verloren hast.«

»Wie soll es schon weitergegangen sein, wir sind in den Bus eingestiegen. Wir haben die Fischfilets nicht gekauft, sondern Schnitzel. Wir sind nach Hause gefahren, ich habe Abendessen gekocht, ich habe ihn ins Bett gebracht. Ich habe mich mindestens noch zweimal zwischendurch entschuldigt, beim Kochen und beim Zähneputzen wahrscheinlich. Ich kann an der Haltestelle nicht mehr vorbeigehen, ohne daran zu denken. Und ich frage mich, ob er sich daran erinnern kann, aber ich werde ihn sicher nicht fragen, weil ich nicht auch noch daran schuld sein will, dass ich ihn daran erinnert habe.«

Klara nickte und nahm einen Schluck von dem warmen Weißwein. Ihr lag auf der Zunge, dass sie es sich niemals erlauben könnte, das Kind irgendwo zu vergessen, weil alle bloß darauf zu warten schienen, dass ihr so etwas passierte, dass ihr etwas zu viel wurde und weil ihr doch alle Hilfe angeboten hatten. Aber sie schaffte es ja auch zur Arbeit zu gehen, Matti wirkte glücklich, das Kind auch nicht unglücklich, also vielleicht war es halb so schlimm, und sie würde es schon schaffen. Dachten die anderen wirklich, dass alles in Ordnung war, wenn sie es schon schaffte?

»Worüber denkst du nach?« Lotte holte, ohne zu fragen, die Weißweinflasche aus dem Kühlschrank und schenkte ihr nach.

»Ich glaube, ich habe den Kinderwagen einmal stehen lassen. Vor dem DM, wo es keine Rampe gibt. Ich bin schnell hineingegangen, und drinnen habe ich überlegt, was ich noch brauche, habe die Shampoo-Preise verglichen, bis mir eingefallen ist, dass ich doch den Kinderwagen bei mir haben müsste, und ich gedacht habe, wo ist das Kind denn hin? Ich bin sofort wieder hinausgelaufen.«

Lotte lachte. »Den Kinderwagen habe ich ständig irgendwo stehen gelassen, im Halbschlaf vor irgendwelchen Cafés, vor engen Hauseingängen, weil ich mir gedacht habe, ich komme gleich wieder, und gleich darauf, so ist es also ohne Kinderwagen, so war es also immer.«

Klara spürte, wie die Müdigkeit wieder in ihr hochstieg, sie reichte ihr schon bis zum Schlüsselbein, bald würde sie die Schädeldecke erreichen. »Ich muss dann los.«

»Matti schafft das doch allein«, meinte Lotte.

»Das ist es nicht.« Klara sah auf die Uhr, Lea musste längst im Bett sein. »Ich muss morgen früh raus.«

Lotte legte ihr eine Hand auf den Unterarm. »Mir ist gerade eingefallen, einmal habe ich den Kinderwagen absichtlich stehen gelassen.«

»Wie, absichtlich?« Klara ließ sich in die Couch zurückfallen.

»Er hat den ganzen Tag geschrien und ist im Kinderwagen dann irgendwann endlich eingeschlafen. Ich war im Park und wollte mich auf eine Bank setzen. Aber ich war überzeugt, dass er wegen des Springbrunnenplätscherns eingeschlafen ist, nur standen um den Brunnen keine Bänke. Ich habe den Wagen einfach neben dem Brunnen stehen gelassen, außer mir war niemand im Park. Ich bin zur nächsten Bank unter einem Kastanienbaum gegangen und habe kurz die Augen geschlossen. Dann habe ich mir vorgestellt, was, wenn ich jetzt losgehe und mir auch noch einen Kaffee kaufe, was soll denn schon passieren? Selbst wenn er aufwacht, bin ich in wenigen Minuten wieder da. Bis zum Parkausgang habe ich es geschafft, dann habe ich gemerkt, wie müde ich wirklich bin, dass mir der Weg zum Café und das Zurücklaufen und das schlechte Gewissen zu viel sind.«

»Ist er aufgewacht?«

»Er hat noch geschlafen, als ich zurückgekommen bin. Ich habe mich an den Haltegriff gelehnt, ihn lange angesehen und mich gefragt, warum ich nicht davongelaufen bin. Ich wollte ja unbedingt ein Kind. So schön für dich, dass es endlich geklappt hat, das haben zu der Zeit alle Freundinnen zu mir gesagt. Und Marianne hat es auch einmal gesagt, glaube ich.«

Klara wollte sie fragen, seit wann sie ihre Mutter beim Vornamen nannte, aber Lotte starrte auf die Wand dem Sofa gegenüber, als stünde dort der Kinderwagen und sie könnte sich immer noch entscheiden, davonzulaufen. »Es ist wirklich spät geworden«, sagte sie dann. »Ich muss morgen auch aufstehen.«

Klara strich ihr vorsichtig über die Hand. »Das ist lange her.«

Lotte zog ihre Hand zurück und griff nach ihrem Weinglas auf dem Couchtisch, das schon leer war. Sie behielt es dennoch in der Hand. Klara verabschiedete sich mit einem Nicken, sie machte im Vorraum kein Licht, suchte im Lichtstreifen aus dem Wohnzimmer ihre Schuhe und tastete nach ihrer Jacke.

Lotte hatte in den ersten Monaten mit Anton glücklich gewirkt, so hatte sie es zumindest in Erinnerung. Schon von der Geburt hatte sie mit einem schwachen Lächeln gesagt, dass sie halb so schlimm gewesen sei, und jedes Mal, wenn Klara sie gesehen hatte, gab es etwas Neues, das Anton gemacht hatte, mehr als zwei Stunden durchgeschlafen, das erste Mal gelächelt, nach einer Spieluhr gegriffen. Es konnte sein, dass Lotte alle Probleme verschwiegen hatte, oder sie selbst hatte sie überhören wollen, solange sie selbst noch keine Kinder hatte.

Bevor sie die Wohnungstür aufzog, lauschte sie noch einmal ins Wohnzimmer hinein. Nicht einmal Lottes Atem konnte sie hören.

7

Marianne sah Gespenster, nachts aus dem Küchenfenster, wenn sie nicht schlafen konnte. Carina hatte erst gestern am Telefon zu ihr gesagt, dass sie auch nicht schlafen konnte, hatte sie das von ihr geerbt?

Sie starrte durch die gut geputzte Scheibe und wollte sich nicht vorstellen, auf den eigenen Obstgarten hinauszusehen, zu dem sie es nie gebracht hatte. Fantasievorstellungen sollten die haben, die Zeit dafür hatten. Ihr war das wichtig, was man sehen und anfassen konnte. Sie hatte sich als Kind vielleicht einen Obstgarten gewünscht, mit einem roten Schuppen am Ende und ordentlichen Reihen aus Schaufeln, Rechen, Rasenmäher darin. Dazu einen Mann, der auf die Leiter stieg und die Äste durchsägte, die ihr zu dick waren. Sie würde dafür den Überblick behalten, den Mehltau und die Raupen in Schach.

Marianne schüttelte die Vorstellung ab und sah wieder aus dem Küchenfenster auf die leere Vorstadtstraße zwischen hohen Wohngebäuden. Eine Reihe Schrägparkplätze gegenüber, auf jedem ein Auto, aber kein Mensch zu sehen. Wenn sich eine Haustür öffnete, geschah das immer im Augenwinkel, schon stand jemand auf der Straße und ging an den Kellerfenstern entlang. Meist war es ein alter Mann mit Jägerhut, ob er grün gekleidet war, konnte sie im Straßenlaternenlicht nie erkennen. Sein Mantel und seine Hose erschienen schwarz, grau, grün, braun, dann war er schon aus ihrem Sichtfeld verschwunden. Wenigstens bildete sie sich dazu nicht ein, dass er ein Gewehr über der Schulter trug. Ebenso häufig wie den Jäger sah sie ein kleines Mädchen mit blonden Locken, das zwischen den Autos hindurchhüpfte und dann über die

Straße, ohne dabei nach links und rechts zu schauen. Mehr als einmal hatte Marianne schon die Hand am Fenstergriff gehabt, um es aufzureißen und nach unten zu rufen, dass es gefälligst aufpassen solle, doch das Mädchen war gleich wieder verschwunden.

Sie kannte sich mit Traumdeutung und Unterbewusstsein nicht aus, der Jäger konnte ein echter gewesen sein, den sie als Kind bei einem Besuch bei den Großeltern am Hof oder im Wald einmal gesehen hatte. Warum er sich ihr so eingeprägt hatte, konnte sie sich nicht erklären. Das Mädchen wiederum, da wäre es logisch, wenn sie es selbst wäre und sie sich wie in einem Albtraum aus der Vogelperspektive beobachten musste, weil sie sich aus einer Gefahr nicht mehr retten konnte. Aber sie hatte nie blonde Locken gehabt, ihre Haare waren immer schon hellbraun und glatt gewesen.

Carina hatte einmal solche Locken gehabt, aber da war sie noch kleiner gewesen, bevor ihre Haare dunkler geworden waren. Sie hatte ihr auch eine Zeit lang weiße Nachthemden angezogen, die sie von ihrer Mutter geerbt hatte. Charlotte hatte sich immer dagegen gewehrt, die anzuziehen. Da hatte sie noch gedacht, Charlotte wäre nicht zu bändigen, weil sie auf Tische kletterte und aus Büchern Türme baute, und Carina würde ruhig und brav bleiben. Im Grunde genommen war sie auch ruhig, zu ruhig, in Gedanken wohl immer schon weit weg.

Was hatte Carina mit ihren Gespenstern zu tun? Sie lehnte die Stirn gegen die kühle Scheibe. Heute war niemand zu sehen. Ein paar Mal hatte sie versucht, warme Milch zu trinken, um schneller wieder einschlafen zu können, aber ihr grauste vor der Milch. Wenn ihr schlecht war, konnte sie bestimmt nicht schneller einschlafen. Sie hatte auch bis Hundert gezählt, im Bett noch versucht, sich Schafe vorzustellen. Aber sie kannte zu wenig Schafe, um sich mehr als drei verschiedene auszudenken, und immer dieselben vor sich springen zu sehen, beschäftigte sie nicht ausreichend.

Bei Carina konnte es ein Symptom sein, dass sie nicht schlafen konnte. Plötzlich fühlten sich ihre Beine eiskalt an. Was, wenn sie nun auch so seltsame Schmerzen bekommen würde? Dieselben wie Carina, nur später eben, nachdem sie so lange gedacht hatte, sie wäre gesund?

Hätte sie jemand gefragt, wann das mit der Schlaflosigkeit angefangen hatte, hätte sie gesagt, nachdem Hans gestorben war. Sie glaubte selbst nicht, dass das zusammenhing, und auch nicht, dass es gleich danach begonnen hatte. Aber sie konnte sich keinen anderen Zusammenhang denken. Er war eingeschlafen und nicht mehr aufgewacht, und sie konnte seither nicht mehr richtig schlafen, so erschien es ihr am logischsten.

Draußen fuhr ein Motorrad vorbei, sie stieß sich die Nase am Fensterglas. Schnell strich sie sich über den Nasenrücken, nicht gebrochen. Gleich darauf schämte sie sich für den Gedanken, von einem kleinen Stoß ans Fenster konnte man sich die Nase doch nicht brechen. Wie die Kinder, die angelaufen gekommen waren, weil sie sich angeblich den Finger oder einen Zeh gebrochen hatten, weil sie vom Baum gefallen waren oder sich gegenseitig in der Tür eingezwickt hatten. Nichts war gewesen, nur blaue Flecken.

Unten bog wieder das blonde Mädchen um die Ecke. Vielleicht hatte sie es auf einer alten Fotografie gesehen, es wirkte aus der Zeit gefallen, zu ordentlich frisiert, eine weiße Bluse trug es auch. Gern würde sie Hans beim Frühstück davon erzählen, nur damit er den Kopf schütteln und ihr sagen konnte, auf so was kommst auch nur du. Das würde sie beruhigen.

Sie machte ein paar Schritte vom Fenster zurück. Wenn sie sich selbst seltsame Geschichten erzählte und über Hans nachdachte, war es kein Wunder, dass sie nicht schlafen konnte.

Zu viel Nachdenken führte zu Schlaflosigkeit, sonst nichts. Sie verbat sich das Nachdenken, ging zurück ins Schlafzimmer und legte sich auf die andere Seite des Bettes, wie sie sie nur noch nannte.

8

Im Wartezimmer schuppte sich neben dem Türstock der Verputz von der Wand. Drinnen sprach die alte Frau, die vor ihr aufgerufen worden war, sie räusperte sich oft und schien Sätze immer wieder von vorn zu beginnen. Klara bemühte sich, die Ärztin zu verstehen, aber Frau Doktor Sonnberger sprach zu leise, es war nur ein gleichmäßiges Murmeln zwischen den längeren Sentenzen der Patientin.

Ihre Mutter hatte am Ende selbst angerufen, um einen Termin für Klara zu vereinbaren. »Das musst du nicht tun«, hatte sie gesagt. Gemeint hatte sie: »Das kannst du nicht tun.« Aber ihre Mutter hatte schon angerufen, ihr ein Post-it geschrieben, ein SMS auch, damit sie nicht darauf vergaß.

»So geht das ja nicht weiter«, hatte ihre Mutter gesagt. Dabei wusste sie gar nicht, dass sie sich in der Vorwoche nach der Arbeit einfach nur aufs Sofa gelegt und die Staubflusen unter dem Couchtisch angestarrt hatte. Hatte Matti ihr davon erzählt?

In anderen Wartezimmern hingen Werbeplakate für neue Medikamente, getarnt als informative Übersichtstafeln zu bestimmten Krankheiten oder Körperteilen. Doch hier waren nur schlichte Ölbilder zu sehen, drei bis vier breite Streifen Farbe quer über die quadratische Leinwand, nur auf einem der Bilder auch ein großer, schwarzer Kreis. Kein Kürzel, das auf den Maler oder die Malerin hinwies, vielleicht hatte Doktor Sonnberger sie sogar selbst gemalt.

Drinnen quietschte ein Sessel über den Parkettboden, Klara richtete sich auf. Aber dann ging das Murmeln drinnen weiter, die Patientin klang hektischer als zuvor.

»Mir hat das einfach sehr geholfen, dass endlich jemand

richtig zuhört«, hatte Mara zu ihr gesagt. Mara ging es nun besser, sie sah wieder ausgeschlafen aus, beim letzten Mal hatte sie auch erzählt, dass sie einen neuen Job angefangen hatte. Sie hatte nicht gesagt, wobei oder womit Frau Doktor Sonnberger ihr genau geholfen hatte, sie hatte nur davon gesprochen, dass es ihr nicht gut gegangen sei, und dass sie erkennen hatte müssen, dass sie sich zurücknehmen und erst einmal Ruhe geben musste, sonst würde es nie besser werden.

Ein Quietschen war zu hören, Klara brauchte einen Moment, um zu merken, dass sie selbst es war, die mit dem Sessel leicht vor und zurück rutschte. Die Sessel sahen aus wie alte Schulmöbel, zerkratztes Metallgestell, abgeriebene Sitzflächen und Rückenlehnen. Lange konnte man hier nicht sitzen.

Wann war Mara krank gewesen? Wie lange? Immer wieder saß sie nur mit einem Soda Zitron vor sich da, wenn Hanna und sie sich mit ihr trafen. Sie schob das Glas hin und her und sagte nur vage, dass sie keine Zeit habe und in der Arbeit viel Stress. Ob es die Kollegen waren, die Chefin? Ein paar Mal hatte Mara auch abgesagt, weil sie sich so erschöpft gefühlt hatte. Klara versuchte sich zu erinnern, letzten Sommer war es ihr eine Zeit lang sichtlich besser gegangen, vor zwei Jahren war es schon mal ähnlich gewesen. Hanna hatte es eine Phase genannt, »eine von Maras Phasen«, als wären es Mondphasen, die regelmäßig auftraten. Klara hatte nachgefragt, was für eine Phase, doch Hanna hatte nur gemeint, ein Auf und Ab eben, manche hätten das. Ein paar Mal hatte Klara noch versucht nachzufragen, doch Mara hatte immer abgewunken und gesagt, reden wir doch über etwas anderes.

Plötzlich öffnete sich die Tür zum Untersuchungszimmer, die alte Frau grüßte sie mit einem Kopfnicken und huschte zur Tür hinaus. Frau Doktor Sonnberger kam mit langsamen Schritten in den Türrahmen. »Kommen Sie doch herein.«

Sie zog sich wieder hinter ihren schweren, dunklen

Schreibtisch zurück, strich ihre Hose glatt und setzte sich. Im Untersuchungszimmer standen dieselben Sessel wie im Wartezimmer, doch hier lagen zumindest violette Sitzkissen auf ihnen. Klara setzte sich der Ärztin gegenüber, stellte ihren Rucksack erst auf den Sessel neben sich, zog ihn dann doch auf dem Boden an ihren Sessel heran.

»Wie haben Sie denn zu mir gefunden?«, fragte die Ärztin und beugte sich nach vorne. Auf dem Tisch vor ihr lag ein aufgeschlagenes Notizbuch, eine neue leere Seite, der Computerbildschirm neben ihr war ausgeschaltet.

Klara erklärte, dass ihre Mutter, oder eigentlich auch eine Freundin, ihr geraten habe, zu ihr zu kommen. Ihre Mutter habe viel Gutes erzählt und ihr gesagt, sie solle es versuchen, die Freundin habe sie bestärkt.

Frau Doktor Sonnberger lächelte: »Ich meinte eigentlich, wobei brauchen Sie meine Hilfe? Oder wobei denken Sie, könnte ich Ihnen weiterhelfen?«

Sie zog einen Kugelschreiber unter ihrem Tisch hervor und nickte Klara zu. Klara starrte auf den Stift, räusperte sich, die Ärztin folgte ihrem Blick, legte den Stift wieder weg und schlug das Notizbuch zu. »Erzählen Sie einfach.«

Klara erzählte von dem Schwindelanfall, wie sie es immer noch nannte, von dem zweiten Krankenhausaufenthalt, von den Tagen, an denen sie das Vorbereiten des Frühstücks, das Zähneputzen und das Duschen schon wieder ermüdeten. Die Ärztin hörte nur zu und nickte, Klara begann aufzuzählen, welche Tests schon gemacht worden waren, dass sie auf Empfehlung eines Neurologen schon Akupunktur und Osteopathie versucht hatte. Sie konnte sich nicht erinnern, ob das MRT, zu dem der Hausarzt sie überwiesen hatte, von der Halswirbelsäule oder auch vom Hinterkopf gewesen war.

Frau Doktor Sonnberger hob die Hand und deutete ihr, langsamer zu werden. »Sie müssen mir nicht alles aufzählen, ich kann mir schon vorstellen, dass einiges zusammengekommen ist. Was mich interessieren würde: Ist so etwas in ihrer Familie schon einmal vorgekommen, hat ihre Mutter, Tante, eine Schwester vielleicht ähnliche Symptome oder sie einmal gehabt?«

»Warum ist das wichtig?« Klara wusste selbst nicht, warum sie sich gegen die Frage wehrte. Schließlich hatte sie schon oft genug gehört und gelesen, dass Krankheiten vererbbar sein konnten, dass sie sich in Familien oft häuften. Darauf wollte die Ärztin doch hinaus?

»Sie haben doch gesagt, Ihre Mutter sei auch schon bei mir gewesen.« Frau Doktor Sonnberger lächelte, Klara wich ihrem Blick aus und überlegte. Sie wusste nicht genau, weshalb ihre Mutter hier gewesen war, Schlafprobleme vielleicht, immer wieder klagte sie darüber, dass sie nachts aufwachte und nicht mehr einschlafen konnte.

»Ich weiß aber nicht, warum. Und meine Schwester hat nichts.«

»Es war nur eine Frage. Sehen Sie, gerade bei den von Ihnen beschriebenen Symptomen, bei psychosomatischen Erkrankungen –«

»Psychosomatisch? Woher glauben Sie das zu wissen?« Klara war laut geworden.

»Entschuldigen Sie, ich wollte Ihnen nicht zu nahetreten. Jedenfalls habe ich die Erfahrung gemacht, dass es häufiger vorkommt, dass es Zusammenhänge in der Familiengeschichte gibt, dass schon bei der Mutter Ähnliches aufgetreten ist, rätselhafte Schmerzen und langwierige Diagnosen. Und Töchter erleben das als Kinder mit und schreiben das Muster fort. Aber lassen wir das vorerst.«

Klara sagte nichts, die Ärztin räusperte sich und sah kurz auf ihren Block. »Wie würden Sie denn für sich, in Ihren Worten, beschreiben, wie es Ihnen geht?«

Klara war verwirrt, es waren schließlich ihre Worte gewesen, sie hatte erklärt, zusammengefasst und versucht, so genau wie möglich zu beschreiben. »Ich weiß es eben nicht«, sagte sie dann.

»Wie geht es Ihnen privat? Was machen Sie beruflich?«

Was hat das damit zu tun, wollte sie fragen, aber ihre Mutter hatte sie schon darauf vorbereitet, dass ihr die Fragen wahrscheinlich nicht gefallen würden, doch es sei wichtig, sie zu beantworten, sonst käme Frau Doktor Sonnberger nicht weiter.

»Mir geht es gut.«

»Wirklich?« Die Ärztin lehnte sich in Ihrem Sessel zurück. »Sehen Sie, wenn Sie nicht ehrlich zu mir sind, kann ich Ihnen nicht weiterhelfen.«

Klara unterdrückte den Impuls, ihren Rucksack zu nehmen, der Ärztin noch einen schönen Tag zu wünschen und einfach zu gehen. Sie fing an zu erklären, dass ihr Freund sie unterstützen wolle, aber auch nicht verstünde, warum es ihr manchmal plötzlich so schlecht gehe. Ihre Tochter sei Gott sei Dank noch zu klein, um das richtig mitzubekommen. Ihre Mutter sagte ihr immer nur, sie müsse sich Hilfe holen, sie selbst bot ihr keine an. Freundinnen versprachen, sich zu melden, aber wollten nicht stören, wenn es ihr nicht gut ging.

»Sie haben also das Gefühl, dass sich alle von Ihnen entfernen.«

Klara nickte.

Frau Doktor Sonnberger begann zu erzählen, dass sie mit Fällen wie ihrem immer wieder zu tun hätte. Sie sprach davon, dass Frauen oft nicht zugehört werde, aber diesen oft auch die Worte fehlen würden, um ihre Geschichte selbst zu gestalten. Und ohne diese Worte wäre es schwer, der Sache auf den Grund zu gehen, das Knäuel zu entwirren, das sich aus dem psychischen und somatischen Zusammenspiel ergebe.

»Das sind sehr viele Bilder«, sagte Klara.

»Finden Sie?« Doktor Sonnberger stockte und lächelte sie an. »Ist Ihnen das unangenehm?«

»Was hat das damit zu tun?«

»Ich stelle nur Fragen, keine Sorge. Ich stelle Ihnen nur Fragen, die ich allen stelle, und mit denen ich sehr gute Erfahrungen gemacht habe.«

Klara merkte, dass sie ihre Finger im Schoß fest verschränkt hatte, löste sie wieder voneinander und legte die Hände parallel nebeneinander auf den Oberschenkeln ab. Die Ärztin sprach weiter, davon, dass es nicht einfach sei, zu seiner eigenen Sprache zu finden, seiner Wahrnehmung und seiner weiblichen Intuition zu vertrauen.

Es ging also offenbar darum, dass sie sich nur ehrlich damit auseinandersetzen müsste, wie es ihr wirklich ging, dann würde alles besser werden. Ging ihre Mutter davon aus, dass sie sich ihre Krankheit nur einbildete, dass sie krank sein wollte? Klara drückte ihren Rücken gegen die Sessellehne. Sie überlegte, ob sie ihrer Mutter die Rechnung der Ärztin vorlegen sollte, sollte die doch dafür bezahlen, dass sie sich das anhören musste.

Die Ärztin räusperte sich. »Sie scheinen mir etwas abwesend.«

»Ich glaube, ich kann mich heute nicht so gut konzentrieren. Oder eigentlich, ich kann mich gar nicht mehr konzentrieren.«

»Wollen Sie mir dazu mehr erzählen?«

»Ich will nichts mehr erzählen.« Klara klammerte sich am Sessel fest.

»Das tut mir sehr leid. Ich kann Ihnen fürs Erste eine Teemischung aufschreiben, für bessere Konzentration, wenn Sie wollen?«

»Ich trinke keinen Tee.«

»Schauen Sie«, Frau Doktor Sonnberger seufzte. »Sie denken offenbar, dass Sie sich widersetzen müssen, wie immer. Ich mache Ihnen einen Vorschlag: Wir vereinbaren einen neuen Termin, wenn Sie denken, dass Sie sich besser konzentrieren können. Und ich schreibe Ihnen die Teemischung auf, Sie können sie einfach aus der Apotheke holen.«

Mit dem Rezept in der Hand stolperte Klara aus der Praxis, unschlüssig, ob sie es zerreißen oder nicht doch einfach einlösen sollte. Sie wusste, dass es Mara gefallen haben musste, dass sie etwas tun konnte und sollte, ohne dass man ihr direkt die Schuld gab, dass sie sich nicht stressen sollte und selbst dazu beitragen könnte, dass es ihr rasch wieder besser ging. Sie könnte den Tee probieren, Minze, Schafgarbe, Ringelblume, das Übrige konnte sie nicht entziffern. Was sollte der Tee schon schaden?

Ihr fiel die blaue Teekanne ein, die in letzter Zeit oft bei ihrer Mutter auf dem Küchentisch stand. Es roch schwach nach Kräutertee in der Küche, nichts Bestimmtes, weder Kamille noch Minze, eine Mischung musste es sein. Trank ihre Mutter auch diesen Tee? Oder hatte ihr Frau Doktor Sonnberger eine andere Mischung verschrieben? Ihre Mutter saß jeden Tag in der Küche und trank faden Kräutertee in der Hoffnung, endlich gut schlafen zu können. Klara zerknüllte das Rezept in der Hand. Genau genommen sah Mara nicht so viel erholter aus als zuvor, sie gab sich nur Mühe, mehr zu lächeln.

9

Klara ging vor der Schnecke in die Knie. Ihre Fühler zuckten, sie zog sie hastig ein, dann sah es aus, als würde die Schnecke von ihrem Gehäuse eingesaugt. Das Schneckenhaus stand vor ihr auf dem feuchten Asphalt, als wäre es leer.

Was hatte Lotte am Telefon erzählt? »Normalerweise sind sie rechtsgewunden. Wenn du das Schneckenhaus vor dir abstellst, mit der gewundenen Seite zu dir, ist die Öffnung auf der rechten Seite.«

Die Schnecke war rechtsgewunden, eine gewöhnliche, braun-weiße Weinbergschnecke. Den Handteller eines kleinen Kindes könnte sie ausfüllen, wenn sie sich nicht schnell genug zurückzog. Aber welches Kind traute sich, das schleimige, pochende Tier auf seine Hand zu setzen?

Es war kein Schneckenkönig, von denen hatte Lotte am Telefon erzählt. Sie hatte einen Podcast gehört, weil sie nicht schlafen konnte. »Einen Podcast über Schnecken?« Nein, hatte Lotte eingewandt, ein Podcast über Liebe, über ungewöhnliche und unmögliche Lieben, solche Geschichten eben. Und dabei sei es um Schneckenkönige gegangen, um spiegelverkehrte Schnecken, die keine Fortpflanzungspartner finden konnten, weil sie in die falsche Richtung gewunden seien und sich nicht paaren könnten.

Klara streckte die Hand nach der Schnecke aus, überlegte, ihr leicht aufs Gehäuse zu klopfen, ist da jemand? Aber wie würde sich die Erschütterung für die Schnecke anfühlen, würde sie sich angegriffen fühlen, sich noch tiefer zurückziehen oder zu fliehen versuchen?

»Und für eine dieser Schnecken«, hatte Lotte erzählt, »haben Forscher versucht, einen Partner oder eine Partnerin zu finden.« Klara hatte das Handy neben sich auf das Kopfkissen gelegt, sie wusste nicht, wie spät es war, warum Lotte eigentlich angerufen hatte. Gedämpft hatte sie sie weitersprechen gehört: »Sie haben einen Aufruf über das Internet gestartet und sogar zwei andere Schneckenkönige gefunden. Nur leider hat sich keine von diesen in die erste Schnecke verliebt, so haben sie es genannt, sondern die zwei haben sich miteinander gepaart.«

»Und das sagt dir etwas über deine Beziehungen?«

Lotte schwieg, seufzte dann, Klara dachte, sie hätte schon aufgelegt. »Wie kommst du darauf?«

»Warum erzählst du es mir dann?«

»Ich musste an dich denken, als ich das gehört habe.«

»Ich kenne mich mit Schnecken nicht aus. Ich glaube nur, wir haben mal welche gesalzen, erinnerst du dich?«

Lotte verneinte, zögerte kurz, sagte dann: »Ich glaube, ich musste an dich denken, weil das vielleicht ein gutes Bild für dich ist, verkehrt herum gewunden, eine Schneckenkönigin, verstehst du?«

»Nein«, Klara legte auf und wusste schon, dass sie nicht wieder einschlafen würde. Sie hatte über Mattis Kopfkissen gestrichen, er war mit Freunden für drei Tage nach Berlin gefahren, sie hatte kein beruhigendes Seufzen und Schnarchen neben sich. Lea schlief lautlos im Nebenzimmer.

Ein paar Tage später hatte Lotte sich entschuldigt, erklärt, dass sie betrunken gewesen sei, es nicht so gemeint habe. Sie wollte hören, dass Klara ihre Entschuldigung annahm, aber Klara sagte nichts mehr dazu. Sie hatte kurz überlegt, Matti von dem Gespräch zu erzählen, aber er hatte in letzter Zeit öfter gesagt, dass Lotte manchmal wenig hilfreich sei, eher am Reden als an sonst etwas interessiert. Es würde ihn nur ärgern.

Klara konnte sich nicht erinnern, wann sie zum letzten

Mal eine Weinbergschnecke gesehen hatte. Was machte sie hier auf dem Asphalt? Hatte sie sich vom Bach herauf verirrt? Klara setzte sie in den Wiesenstreifen neben dem Gehsteig.

Als Kinder hatten sie einmal Weinbergschnecken mit nach Hause genommen, weil sie in einem Buch gelesen hatten, dass andere Kinder Schneckenrennen veranstaltet hatten. Die Kinder hatten Start und Ziel auf dem Boden aufgezeichnet und darauf gewettet, welche als Erste ins Ziel kommen würde. Lotte und sie hatten die Schnecken in eine Schachtel gelegt und mit in die Wohnung genommen, nicht vorher überlegt, wo sie eine Rennstrecke aufzeichnen könnten, auf den Badezimmerfliesen vielleicht? Das Rennen hatte nie stattgefunden, wahrscheinlich hatte die Mutter die Schachtel gefunden, aber Klara konnte sich nicht mehr erinnern, ob sie die Schnecken aus dem Fenster geworfen oder im Klo hinuntergespült hatte.

Am Abend, nachdem sie die Schnecke auf dem Gehweg gefunden hatte, zog sie im Bett ihr Handy hervor und las, dass man zu Beginn geglaubt habe, die Vererbungsregeln der Schneckenkönige entziffern zu können, wenn man nur klare Vermehrungsstudien durchführte. Doch nach und nach hatte sich herausgestellt, dass es nicht von den Eltern, sondern offenbar von Faktoren in der Embryonalentwicklung abhing, wie die Schnecken sich wanden. Welche Faktoren es waren und ob Forscher diese dann als günstig oder ungünstig beurteilten, Schneckenkönige für eine spannende Mutation oder eher einen seltsamen Irrweg hielten, konnte sie nicht herausfinden.

Wenn es nur so einfach wäre, dachte sie, ein genetischer Marker für eine Veränderung in der Embryonalentwicklung, und schon wüsste man alles über sie. Aber wichtiger war doch, was das darüber hinaus bedeutete, ob Lotte damit meinte, dass sie sich ab und an in ein Kalkgehäuse zurückzog und mühsam vor sich hin kroch? Oder dass Lotte sich manchmal vor ihr ekelte, vor einer schleimigen Berührung zurückzuckte?

Vielleicht sollte sie Matti doch davon erzählen. Sie legte ihr Handy auf das Nachtkästchen, Matti kam ins Schlafzimmer zurückgeschlichen und flüsterte: »Sie war gar nicht richtig wach, hat nur im Halbschlaf mit dem Fuß gegen die Wand geklopft.«

Er schlüpfte unter seine Bettdecke, schloss einen Moment lang die Augen: »Machst du das Licht wieder aus?«

»Gleich, ich will dir noch etwas erzählen.« Sie begann mit der Schnecke, die sie selbst gefunden hatte, sprang dann zu dem Telefonat mit Lotte, ärgerte sich im Erzählen, dass sie bei Lotte beginnen hätte sollen, die gefundene Schnecke hatte damit nichts zu tun. Sie sprach von Embryonalentwicklung und Schnecken, die allein lebten und starben, weil sie keine andere linksgewundene fanden, und sagte dann erst, dass Lotte gemeint habe, dass sie das an sie erinnere.

Matti hatte die Augen geschlossen, er sagte schläfrig: »Das verstehe ich nicht. Deine Organe sind alle da, wo sie sein sollen.«

»Es ist ein Bild!« Fing sie jetzt an, Lotte zu verteidigen, obwohl sie sich gerade noch über sie geärgert hatte?

»Ich finde es übertrieben, es sagt mehr über Lotte als über dich, wenn sie so etwas sagt. Aber Königin klingt doch gut, oder?«

»Sehr einsam.«

Das Klopfen in Leas Zimmer begann wieder, leiser dieses Mal, sie lauschten beide. Dann war es wieder still. »Sie hat sich wohl wieder weggedreht«, meinte Matti. »Und diese Schneckensache, lass Lotte doch nicht in deinen Kopf mit solchem Unsinn.«

»Also siehst du das nicht so?«

»Wie?« Matti rieb sich über die Augen, er sah sie immer noch nicht an.

»Du sagst doch auch immer, dass du nicht verstehst, warum ich so verschlungen denke und wie ich auf dieses und jenes nun wieder komme?«

»Was hat das mit Schnecken zu tun?«

Er war erst zwei Stunden später als geplant aus dem Büro nach Hause gekommen, gerade noch zum Abendessen, während Lea schon Nudeln durch die Küche geworfen hatte, an der Wand mehrere rote Streifen von der Tomatensauce. Wahrscheinlich hatte er wirklich keine Energie mehr, heute noch über Lottes Bilder nachzudenken.

»Du hast recht, lassen wir das. Gute Nacht.« Sie drehte die Nachttischlampe ab. Gleich darauf hörte sie Matti ruhiger atmen. Er machte sich wohl nicht so viele Gedanken darüber, was genau an ihr anders war, er wollte einfach nur eine Lösung finden. Und sie selbst? Ein Schneckenhaus stellte sie sich sehr schwer auf den Schultern vor, ein mühsames Ziehen und Zerren, das nächste Ziel immer weit vor Augen. Wenn sie eine Schnecke wäre, würde sie ihr Haus irgendwann abwerfen, dann könnte niemand mehr sehen, ob sie links- oder rechtsgewunden war. Sie würde vermutlich vertrocknen oder gefressen werden, aber zuvor noch endlich federleicht und schnell durchs feuchte Gras kriechen.

10

Es war, als ob sich etwas geteilt hätte, aber noch nicht vollständig, lose hingen die beiden möglichen Varianten ihres Lebens noch aneinander. Die, in der Matti und sie eine neue Wohnung mit einem Balkon gefunden hatten, und die, in der sie immer noch durch ihr Küchenfenster auf den betonierten Innenhof schauten und die Dusche tropfen hörten. Die, in der sie beim Kaffee sitzen blieb, wenn am Spielplatz nebenan ein Kind aufheulte, und die, in der sie aufsprang und loslief. Erst letzte Nacht war sie wieder zwei Mal hochgeschreckt, fast aus dem Hotelbett gefallen, die Wand war auf der falschen Seite.

Im Juli war mit Nebel nicht zu rechnen, der sich über den See legte, die Steine in Ufernähe hervorhob und vereinzelt stehen ließ. Mit Nacktbadenden hatte Klara gerechnet, mit einzelnen Rufen von den Hütten des Kinderferienlagers, an dem sie vor wenigen Minuten vorbeigekommen war. Es blieb still. Sie hätte ein Foto machen können, stattdessen schaltete sie ihr Handy aus. Sie wollte nicht erreichbar sein, zumindest für diese Runde um den See.

Im Sommer wäre Nieselregen angemessener als Nebel. In Bad Aussee waren ihr heute Früh in jeder noch so kleinen Gasse Autos entgegengekommen, auf den schmalen Gehsteigen hatten sich ältere Damen in Dirndln und Herren mit Kniestrümpfen gedrängt, als würden sie dafür bezahlt. Mehrmals hatte sie gedacht, dass sie in einen Filmdreh geraten war, sich nach Absperrbändern umgesehen, doch es war alles echt gewesen. Warum sie hierhergefahren war, das erste Mal wieder allein, wusste sie nicht. Eine langweilige und gute Wahl, sie war erreichbar und nur zwei, drei Stunden weit von zu

Hause weg, falls sie doch gebraucht wurde. Ihre Mutter hatte gesagt, wir brauchen dich nicht, und war dem Kind mit Kübel und Sandspielzeug in der Hand hinterhergelaufen.

Sie steckte das Handy tief in den Rucksack. Der Weg teilte sich. Nach links stieg er an, mehr Forststraße als Wanderweg, nach rechts führte er näher an den See heran, der laut Karte nur eine Lacke war. An einem Baum lehnte ein Mountainbike, sie sah sich um, niemand, der sich zum Pinkeln hinter den Bäumen duckte, auch im Wasser niemand, nicht einmal Stockenten. Ein paar Meter weiter eine Bank, Brösel auf der Sitzfläche. Sie blieb daneben stehen, auf der Insel im See drängten sich schmale Fichten, als wollten sie einander ins Wasser schieben. Wenn sie ihr Handy heraussuchen würde, könnte sie nachsehen, ob Fichten auch im seichten Wasser noch wachsen konnten. Aber wenn sie ihr Handy heraussuchte, würde sie auch auf die Zeit sehen, dann genau wissen, ob das Mittagessen schon vorbei war, wie sie glaubte, oder noch Zeit war bis dahin. Sofern sich ihre Mutter an das hielt, was sie aufgeschrieben hatte. Ihre Mutter glaubte nicht daran, dass es so laufen musste. Kinder werden so und so unruhig, das lasse sich nicht wegplanen, meinte sie. Sie meinte vieles, wenn Klara anrief. Klara rief zu oft an, auch für ihr eigenes Gefühl. Lieber wäre ihr, wieder alle zwei, drei Wochen bei der Mutter anzurufen, wie sie es jahrelang gemacht hatte, nur kurz nachzufragen, ob alles in Ordnung sei. Sie konnte sich vorstellen, dass sie mittlerweile auch gar nicht mehr anrufen würde, nur noch Lotte fragen, ob sie von der Mutter gehört habe. Wenn das Kind nicht wäre.

Wenn sie wirklich allein unterwegs wäre, nicht schon ans Nachhausefahren denken müsste, hätte sie den linken Weg genommen, ausprobiert, ob er die Bergflanke hinaufführte, ob sie von dort oben den Hallstätter See oder den Altausseer See sehen konnte. Sie drehte sich einmal um die eigene Achse, war sich nicht sicher, wo welche Himmelsrichtung war. Zum Hallstätter See konnte es nicht weit sein, aber der Altausseer See war zu weit weg, als dass sie ihn von hier sehen könnte.

Sie ging weiter am See entlang, in Ufernähe lagen viele faustgroße Steine im Wasser. Hatten die Ferienlagerkinder sie angeschleppt, um zu sehen, wie hoch das Wasser spritzte? Sie trat näher ans Wasser heran, tauchte die Fingerspitzen ein. Bis zum Bauchnabel würde sie sich hineintrauen, trotz der Nebelfetzen. Aber ihr Bikini lag in der Unterkunft, in dem Kleiderhaufen auf der anderen Betthälfte.

Am Ende führte der Weg schon nach wenigen Minuten wieder zurück zur Forststraße, sie suchte einen Wegweiser. Eine Quelle sollte es hier noch geben, bis nach Obertraun dauerte es mehr als zwei Stunden, immer den Talboden entlang. Von dort könnte sie weiter bis nach Hallstatt gehen. Nur noch den nächsten Tag hatte sie Zeit dafür, aber sie wollte sich nicht inmitten der vielen Touristen an der Seepromenade entlangdrängeln, nur wegen der bemalten Schädel im Karner. Bis zum Karner gingen die Asiaten nicht, hatte ihre Vermieterin gemeint, nur bis zu den Schaumrollen und den Dirndln zum Mieten für Fotos, dort oben habe man seine Ruhe.

Vernünftiger wäre es, zurückzugehen zur Bushaltestelle, auch wenn es dauern konnte, bis der nächste Bus kam. Doch sie ging weiter, der Weg führte noch über einen Bach. Neben der Brücke war ein Kneippweg aus Waschbetonplatten durchs Wasser angelegt und ein schmutziges Seil von einem Ufer zum anderen gespannt. Sie tauchte die Finger ins Wasser, zuckte zurück.

Vor ein paar Jahren, auf einer Wanderung mit Hanna, hatten sie versucht, durch einen Bach wie diesen zu waten. Es war nur die Frage gewesen, wer von ihnen zuerst aufschreien würde. Sie hatte das Flusswasser bis auf die Knochen gespürt, Hanna war mit großen Sprüngen hinübergelaufen, beinahe gestürzt. Danach hatten beide gemerkt, dass sie kein Handtuch dabeihatten.

Sie trat auf die Brücke, die unter ihren Wanderschuhen knarrte. Auch als sie näher ans Geländer ging und vorsichtiger auftrat, knarrten die Bretter weiterhin. Mit Hanna hatte sie vorgehabt, eine Woche lang im Zelt zu übernachten. Schon in der ersten Nacht war ihnen jedoch so kalt geworden, dass sie sich für die weiteren Tage ein billiges Pensionszimmer mit Doppelbett gesucht hatten.

Ihre Mutter hatte vor der Abfahrt zu ihr gesagt, du musst mir die Unterkunft und die Fahrkarten nicht zurückzahlen, obwohl sie genau wusste, dass Klara nie vom Zurückzahlen gesprochen hatte und es sich auch nicht leisten konnte. Am liebsten hätte sie in dem Moment noch abgesagt, nein, sie brauchte keinen Urlaub, aber das Quartier war schon bezahlt, die Zugtickets schon gekauft. Du musst dich endlich erholen, hatte die Mutter noch hinzugefügt. Als ob das so einfach wäre, ein paar Tage lang frische Luft atmen, wieder wandern, und dann würde sie erholt aufwachen. Vielleicht hing die Müdigkeit einfach immer noch mit dem Kind zusammen, obwohl das jetzt schon die meisten Nächte durchschlief, oft sogar so leise, dass sie auch erst im Morgengrauen hochschreckte. Aber ihre Mutter hatte skeptisch den Kopf geschüttelt, Matti hatte noch dazu gemurmelt: »So kannst du aber nicht im Oktober wieder arbeiten gehen.« Zu ihrer Idee, dass sie fortfahren wollte, einfach nur wieder in Ruhe gehen, hatte er nichts gesagt, auch nicht, als ihre Mutter spontan gemeint hatte, sie zahle das gerne. Er war wahrscheinlich nur froh gewesen, dass er das nicht hatte ausdiskutieren müssen.

Der Weg zur Quelle nach oben war ein Stolperpfad über dicke Wurzeln, an manchen Stellen trug das Wasser ihn ab. Die Schuhe schmatzten laut beim Anheben, noch ein falscher Schritt und sie würde ausrutschen. Sie würde sich die Knie aufschlagen, die Handflächen aufschürfen, das Kinn vielleicht. So, wie das Kind ausgesehen hatte, als es vom Klettergerüst gesprungen war.

Sie drehte sich um, das Wasser sprang über Felsbrocken und Wurzeln nach unten, auf der Forststraße hörte sie Mountainbikes vorbeiziehen. Doch nicht ganz allein im Wald. Wenn das Kind hier wäre, würde es bis zur Quelle nach oben gehen wollen, aber es wäre zu müde, würde anfangen zu weinen, wenn sie es nicht tragen wollte. Sie kehrte um.

Wohl eine halbe Stunde lang hatte sie das Handy nun schon ausgeschaltet. Ohne Uhr konnte sie die Zeit nur schätzen, fühlte sich dennoch sicher. Sie hatte nicht nachgesehen, ob sich ihre Mutter doch noch gemeldet hatte, ob sie sich mit Matti noch einig geworden war, wann er das Kind abholte. Er hatte erst gesagt, er könne auch mit dem Kind alleinbleiben für die drei Tage, aber dann hatte er zwei lange Besprechungen an den Nachmittagen eingeteilt bekommen, einen wichtigen Kundentermin mit viel Vorbereitung für den Tag ihrer Heimfahrt. Er hatte herumgerechnet, laut überlegt, ob er das Kind nicht ausnahmsweise erst um fünf von der Tagesmutter holen könnte, da hatte ihre Mutter vorgeschlagen, sie könne das Kind auch für ein paar Tage zu sich nehmen.

Auf dem Weg zur Bushaltestelle zurück fing sie plötzlich an, sich über sich selbst zu ärgern. Ihr fiel nichts Interessantes ein, das sie jetzt ohne Kind tun würde, nur herumsitzen, ausschlafen, wandern. Sie dachte nicht übers Wegziehen nach, nicht darüber, etwas ganz Neues zu machen, Segeln lernen oder Bienen züchten. Alles, was ihr einfiel, war das, was sie auch zuvor schon gemacht hatte. Sie redete sich nur ein, dass das Kind den Unterschied machte, auf dem Bankkonto, in der Schlaflosigkeit und in den schrumpfenden Möglichkeiten.

An der Haltestelle sah sie, dass erst in eineinhalb Stunden der nächste Bus kam. Dabei hatte sie noch Glück, an Samstagen kam nachmittags keiner mehr. Sie setzte sich auf die verwitterte Bank neben der Anschlagtafel. Auf der Bundesstraße vor ihr zogen Autos vorbei, an den Kennzeichen sah sie, dass keine Einheimischen unterwegs waren. Mit dem Kind hätte sie vorher nachgesehen, wann der Bus zurückfuhr, damit sie rechtzeitig zum Abendessen zurück wären. Sie wühlte in ihrem Rucksack nach dem Handy.

Sie könnte dem Kind vom schwarzen Toplitzsee erzählen, der nur schwarz aussieht wegen der Wasserschichten, die aufeinandertreffen, und dem fehlenden Sauerstoff in der Tiefe. Dass es tief unten keinen Schatz gibt, nur Baumstämme, die im salzigen Wasser nicht verrotten und die Taucher verwirren. Oder vom Altausseer See, wo sie den Joggern und den Familien mit Kinderwägen ausgewichen war und dann auf einmal doch allein im Wald gestanden war, der glitzernde See als glatte Fläche vor ihr. Doch das Kind am anderen Ende der Leitung wäre nur ungeduldig, würde mit den Füßen scharren und sie unterbrechen, dass es wieder zur Sandkiste müsse. Sie rief nicht an. Auch Matti nicht.

11

»Du bist nicht Klara«, sagte die Mutter und zog die Wolldecke weg, aus der Höhle wurde wieder der Esstisch mit vier Sesseln. Wie viel hatte ihre Mutter gehört? Sie sah zu Lotte, doch die wich ihrem Blick aus und sammelte die Perlenkette und die Ringe vom Boden auf. Lotte gab sie der Mutter Stück für Stück in die ausgestreckten Hände, dann kroch sie unter dem Tisch hervor.

»Ihr wollt den Schmuck ja nicht einmal tragen, immer nur herumschupfen, davon geht er kaputt«, sagte die Mutter und trug ihn in ihr Schlafzimmer zurück. Der Schmuck war schon ein Seeräuberschatz gewesen, ein Pfand, um eine Prinzessin auszulösen. Lotte hatte selbst ein Samtsäckchen genäht, und der Mutter versprochen, den Schmuck darin ordentlich aufzubewahren beim Spielen, aber sie hatte es ihnen trotzdem verboten. Die Begründung war immer dieselbe, dass die Schmuckstücke von Klara stammten, ihrer Vorfahrin, dass sie die einzigen Erbstücke waren und kein Spielzeug.

Lotte blieb auf dem Teppichboden sitzen und lauschte in Richtung Schlafzimmer. Versuchte sie herauszufinden, wo die Mutter den Schmuck dieses Mal versteckte? »Vielleicht will sie ja, dass wir ihn finden, sonst würde sie ihn besser verstecken.«

Lotte verdrehte die Augen: »Sie hat einfach nur keine Fantasie.«

Dieses Mal hätten sie den Schmuck vielleicht sogar getragen, schließlich hatten sie darüber gestritten, wer von ihnen Klara ähnlicher sah und sie daher spielen durfte. Es gab nur das eine Schwarzweißfoto, das gar nicht schwarz und weiß war, sondern braun, von der Frau in dem Sakko und dem langen, schlichten Rock, aus dem ihr leicht erhobenes Strumpfbein hervorlugte. Sie trug einen Jägerhut mit einer einzelnen Feder und blickte mit erhobenem Kinn in die Kamera. Sie hatten gemeinsam beschlossen, dass das nur Klara sein konnte, warum sonst sollte die Mutter ein so altes Foto aufgehoben haben?

»Ihr werdet langsam zu alt für diese Spielchen«, sagte die Mutter, als sie ins Wohnzimmer zurückkam. Wie um ihr recht zu geben, stand Lotte auf und sammelte die auf dem untersten Regalbrett verteilten Stofftiere und Puppen ein. »Verräterin«, wollte sie zischen, aber das hätte die Mutter auch gehört, also stand sie auf und trug Lotte den abgenutzten Teddybären nach, den sie auf dem Weg ins Kinderzimmer verloren hatte.

»Und was machen wir jetzt?«, fragte sie.

Lotte stopfte die Tiere und Puppen unter ihr Bett, trat mit dem Fuß nach. »Hausübung. Du hast deine auch noch nicht gemacht.« Sie trat an ihre Schreibtischhälfte und suchte in ihrer Schultasche nach den Heften.

Sie warf den Teddybären zu den anderen Stofftieren unter Lottes Bett, er rutschte an der Bettkante ab, blieb auf dem Teppich liegen und starrte sie mit stumpfen Augen an. Lotte zog wirklich ihren Sessel hervor, legte laut Heft und Füllfeder ab. Klara legte sich auf ihr eigenes Bett und sah Lotte zu, wie sie sich konzentriert über ihr Heft beugte. Als hätte sie nicht noch vor einer Stunde gemeint, Hausübung sei nicht wichtig, ihre Lehrerin kontrolliere die ohnehin nie. Als hätte nicht sie vorgeschlagen, wieder nach dem Schmuck zu suchen, als wäre nicht sie an das Nachtkästchen des Vaters gegangen, was ganz und gar verboten war, und hätte dort nach dem Schmuck gesucht.

Lotte sah brav aus, konzentriert und fleißig, über ihr Mathematik- oder Deutschheft gebeugt und ab und an leise vor sich hinmurmelnd. Sie sah zu brav aus, um mit der Frau im Sakko und mit dem Federhut verwandt zu sein.

12

Klara legte den grünpelzigen Käse in den Kühlschrank zurück. Er musste schon seit mehreren Wochen darin liegen, da konnte es auch keinen Unterschied mehr machen, ob er noch ein paar Tage länger liegen blieb. Matti hatte gesagt, er wolle am Abend den Kühlschrank endlich putzen, aber er sah noch genauso aus wie zuvor. Ihre letzten beiden Pflanzen auf dem Fensterbrett waren vertrocknet. Im Kinderzimmer lag die Schmutzwäsche über dem Duplo, im Lehnsessel, zwischen den Büchern. Aufräumen müsste man selbst lernen, meinte Matti.

Sie warf die letzte Maske, die sie noch in der Jackentasche gefunden hatte, in den Mistkübel unter der Abwasch. Die Post hatte Matti ordentlich auf den Küchentisch aufgestapelt, ein exakter Stapel parallel zur Tischkante. Klara schob den Stapel an die Wand, die Blätter verrutschten. Wenn Matti heimkam, würde er es gleich bemerken, nichts sagen, aber den Stapel zurechtrücken. Sie nahm ihn doch mit ins Schlafzimmer.

Auf ihrer Bettseite lag eine zusammengeknüllte Decke, ihren Polster hatte er gegen die Wand gelehnt. »Ohne dich kann ich nicht schlafen«, hatte er ihr um zwei Uhr Früh geschrieben. »Ich habe gelesen, Männer schlafen besser neben Frauen, aber Frauen schlechter neben Männern.« Sie schüttelte die Decke auf und legte sie zusammen. Den Stapel Briefe schob sie unter das Bett. Matti würde ihn finden, sollte er wieder staubsaugen, aber es konnte auch gut sein, dass er das wieder ein paar Wochen lang vergaß. Sie legte sich auf das Bett und zog Mattis Kopfpolster unter ihren Kopf. Dieses Mal hatte sie im Krankenhaus ihr Ladekabel dabeigehabt, Wechselgewand, einen Pyjama, alles war eigentlich für die Dienstreise gepackt gewesen. Sogar ihr Laptop, sie hätte arbeiten können, wenn sie nicht so müde gewesen wäre. Das ständige Maskentragen hatte sie noch schläfriger gemacht. Oder war es nur das Herzrasen gewesen, das sie beim Einsteigen in den Zug plötzlich überkommen hatte, zusammen mit dem Schwindel? Beide hatten stundenlang nicht verschwinden wollen, bis in die Fingerspitzen hatte sie vibriert.

Sie hörte ihr Handy brummen, zog es aus der Tasche, nicht Matti rief an, sondern Doris, von der sie ein Dutzend Nachrichten unbeantwortet gelassen hatte. Sie hob doch ab, Doris wollte wissen, wie es ihr ging, ob sie ihr etwas vorbeibringen könnte. Oder sollte sie beide Kinder aus dem Kindergarten abholen, sie könnte Lea dann später auch gleich heimbringen? Klara murmelte, dass das nicht nötig sei, dass Matti sich kümmere, dass ihre Mutter das Kind abholen wollte.

»Fühlt es sich für dich eigentlich so an, als würde die Zeit langsamer vergehen?«, fragte Doris plötzlich.

»Was? Was soll das heißen?«

Doris entschuldigte sich, das habe sie in einer Dokumentation über Krebskranke gehört, sie habe sich nur gedacht …

»Was habe ich mit Krebskranken zu tun?«

Doris entschuldigte sich noch einmal, wünschte ihr gute Besserung und legte auf.

Klara schob das Handy unter Mattis Bettdecke. Gestern hatte ihre Mutter angerufen und wie nebenbei gemeint, dass sie wahrscheinlich nicht mehr genau wisse, ob nun schon zwei oder drei Tage vergangen waren, ihrer Nachbarin sei es im Krankenhaus so gegangen, man kenne das ja von Fiebertagen. Klara hatte eingewandt, dass sie kein Fieber habe, worauf die Mutter gemeint hatte, sie habe doch etwas von Entzündungen erzählt. Sie hatte nur noch gesagt, dass sie müde sei und ihr das später erklären werde.

In der Zimmerecke oben schwangen staubige Spinnenfäden hin und her, sie kamen immer zurück, wenn sie eine Woche oder länger nicht staubsaugte. War es dieselbe Spinne oder waren es immer andere, die sich alle die gleiche Ecke aussuchten? Vor einiger Zeit hatte sie von der Spinne geträumt, eine schwarze, dicke Spinne, die im Näherkommen so groß wurde wie ihr Handteller, die haarigen Beine nach ihr ausstreckte. Sie hatte sich geschüttelt und war aufgewacht.

Klara riss die Augen auf, nicht einschlafen jetzt, sie sollte aufstehen, den Käse doch wegwerfen, Matti fragen, wann er nach Hause kam, Pizza bestellen. Am besten für alle drei oder vier, wenn ihre Mutter zum Essen bleiben wollte. Wenn sie jetzt einschlief, würde sie sich später wieder nur hin und her wälzen, aber nicht zu sehr, um Matti nicht zu wecken. Oder sie würde nachts um drei aufwachen, überlegen, ob sie sich ins Bad schleichen und auf die kühlen Fliesen legen sollte, wo sich ihr Herzschlag beruhigte, kühl außen und innen.

Mit einem Schlag war es dunkel geworden im Zimmer, sie rieb sich die Augen, schob Mattis Kopfpolster weg und tastete nach ihrem Handy. »Komme später«, hatte er geschrieben, vor einer Stunde schon. »Soll ich uns Sushi mitnehmen?« Eine halbe Stunde danach noch einmal: »Sushi?« Sie spürte den rohen Fisch und den säuerlichen Reis auf der Zunge, wahrscheinlich würde ihr davon schlecht werden. »Nur vegetarisch«, schrieb sie zurück.

Sie sollte Doris zurückrufen und ihr sagen, dass sie es nicht so gemeint hatte, auch wenn sie es so gemeint hatte. Ihr wäre es lieber, es gäbe eine einfache Antwort, ja, die Zeit vergeht für mich langsamer, ich zähle an manchen Vormittagen die Minuten und die Tropfen auf der Fensterscheibe, oder nein, sie vergeht für mich schneller, ich frage mich am Mittwoch oft, warum ich es diese Woche noch nicht aus dem Haus geschafft habe. Aber Doris würde mitleidig antworten, nicht mehr wissen, was sie dazu noch sagen sollte.

Selbst Hanna schien in letzter Zeit nicht mehr zu wissen, was sie noch sagen sollte, wenn sie ein Treffen absagte. Sie bot ihr nicht mehr an, vorbeizukommen oder ihr etwas zu bringen, wahrscheinlich hatte sie zu oft abgelehnt. Aber Hanna meldete sich zumindest noch, schickte Smileys und fragte, ob sie nach dem Umbau schon in dem neuen Café gewesen war. Mara meldete sich gar nicht mehr, seit sie ihr gesagt hatte, dass sie Homöopathie auf keinen Fall versuchen wollte. Mara hatte noch eingewandt, es könne ja nicht schaden, aber sie hatte nur gesagt, das hätten Phrenologie und Aderlass früher auch nicht.

Ihr Handy summte wieder. »Hab schon bestellt, sorry«, schrieb Matti. Sie rutschte vom Bett auf den Boden, tastete nach den Briefen und schob sie noch weiter nach hinten. Unter den Briefen knirschte es wie Sand, nicht wie Staub. Sie wollte kein Licht machen, stand auf, die staubigen Spinnfäden waren kaum noch zu erkennen. Wach hatte sie noch nie eine Spinne dort gesehen.

13

Die Luft flirrte ihr vor den Augen, sie musste sich an der Duschwand abstützen, ging langsam in die Knie, setzte sich auf die warmen Fliesen und sah dem Wasser zu, das über ihre Beine auf den Boden und auf den Abfluss zufloss.

»Hilfe?«, sagte sie, viel zu leise und zögerlich, nicht einmal sie selbst hatte es wirklich gehört. Sie schloss die Augen und schluckte. Auch hinter ihren Augenlidern flirrte es.

Die Badezimmertür wurde aufgedrückt, Matti rief herein: »Wenn wir nicht in fünf Minuten loskommen, sind wir schon wieder zu spät.«

»Wir fahren nicht«, sagte sie, erstaunlich laut.

Sie merkte erst, dass sie mittlerweile auf dem Boden lag, als Matti gegen die Duschtür klopfte und besorgt zu ihr hinunterschaute. Er drehte das Wasser ab. »Kannst du aufstehen?«

Draußen auf dem Gang hörte sie Lea auf und ab hopsen, sie hatte bestimmt immer noch ihre Stoffente im Arm. Warum sie ihr eine hellrosa Schleife ins Haar gebunden hatte, fragte sie sich auf einmal. Wie lächerlich das aussah.

Matti trat von der Dusche zurück, sie stieß die Tür auf, kroch auf allen vieren hinaus und strich sich die nassen Haare aus der Stirn. Sie wehrte seine Hand ab, als er ihr aufhelfen wollte, und lehnte sich gegen die kalte Seitenwand des Badezimmerschranks.

Matti legte ihr ein Badetuch um die Schultern. »Gestern habe ich kurz gedacht, jetzt war das schon so lange nicht mehr, vielleicht ist es wirklich einfach verschwunden.« Er klang ruhig, dann begann er aufzuzählen, als handle es sich um eine Übung: »Wo hast du Schmerzen? In den Armen? Im Rücken? Sind die Schmerztabletten in der Handtasche? Soll ich den Neurologen anrufen? Brauchst du einen Krankenwagen? Soll ich deiner Mutter Bescheid sagen, damit sie sich um Lea kümmern kann?«

Lea steckte den Kopf zur Tür herein und sah zwischen ihnen hin und her: »Wann fahren wir endlich?«

»Wir fahren nicht«, sagte Klara. »Ihr könnt fahren.«

»Kannst du aufstehen?«

Sie schüttelte den Kopf: »Es ist etwas anders. Mir ist einfach schwindlig, ich habe mich schon beim Aufstehen schwach gefühlt, und jetzt beim Duschen ging einfach gar nichts mehr. Gib mir mal das Fieberthermometer.«

Matti machte einen Schritt an ihr vorbei und kramte im Badezimmerschrank, reichte es ihr dann. Lea musste wieder gegangen sein, Klara es hatte nicht mitbekommen, die Tür war geschlossen.

»38,2«, sagte sie und musste husten.

»Willst du einen Coronatest machen?«, frage Matti, plötzlich besorgt.

»Wo hätte ich mich denn anstecken sollen? Was hat das für einen Sinn, jetzt nach dem Frühstück? Da kommt doch ohnehin nichts Sinnvolles raus.«

»Wenn du jetzt auch noch Corona bekommst …«

Sie verstand einen Moment lang nicht, was er mit »jetzt auch noch« meinte, er hatte doch gesagt, vielleicht seien die Anfälle einfach verschwunden? Offenbar glaubte er doch nicht daran, obwohl sie sich in letzter Zeit so sehr bemüht hatte, die ganze Woche durchzuhalten und erst am Freitagnachmittag auf die Couch zu sinken und nur noch den Fernseher für Lea einzuschalten.

»Wann fahren wir, wann fahren wir«, rief Lea von draußen, es war keine Frage, sondern klang eher wie ein Kampflied.

»Ich mache später einen Test.« Sie zog das Badetuch fest um sich, die nassen Haare klebten ihr schwer am Hinterkopf. »Ich habe keinen Husten, keine Erkältung, mir ist nur schwindlig. Es kann auch irgendwas sein, das Lea mitgebracht hat, irgendeine Erkältung.«

Matti zog die Tür auf, rief Lea zu: »Zieh dir bitte die Schuhe an!« An Klara gewandt meinte er: »Wahrscheinlich ist es besser, wir fahren, dann hast du wenigstens deine Ruhe, oder?«

»Und wir müssen Hanna und Sebastian nicht schon wieder absagen.«

»Aber wenn es Corona ist und ich mich auch angesteckt habe, dann sollten wir besser nicht fahren«, Matti betrachtete sich selbst im Spiegel beim Sprechen.

Klara zog das Handtuch vom Halter neben dem Waschtisch und wickelte es sich um den Kopf. »Es kann alles Mögliche sein. Ich habe ja keine Erkältung, wie kommst du auf Corona?«

Lea klopfte an die Tür: »Seid ihr dann mal fertig, fertig, fertig?«

»Ihr solltet wirklich fahren«, sagte Klara und musste husten.

»Kein Husten, hm?« Matti sah sie zweifelnd an.

»Ich bitte dich, ein Huster ist kein Husten. Fahrt einfach.«

Er zögerte noch einen Moment, küsste sie dann schnell auf den Scheitel und verließ das Bad. Sie hörte sie draußen poltern, Lea hatte offenbar die Schuhe vertauscht, wollte nun lieber Gummistiefel anziehen. Klara ließ sich auf den flauschigen Badezimmerteppich sinken. Matti konnte seinen Schal nicht finden, wollte die Stoffente nicht mitnehmen, gab dann nach. Endlich hörte sie die Haustür ins Schloss fallen.

Die Deckenspots über ihr waren zu grell, sie schloss die Augen. Das Flirren war verschwunden, aber eine leichte Gänsehaut lief ihr über die Arme. Ein Zeichen dafür, dass die Temperatur anstieg, außerdem waren ihre Füße eiskalt. Ob es Corona war oder nicht, Fieber bedeutete zumindest, dass sie richtig krank wäre, im Bett liegen und sich schonen durfte, vielleicht sogar am Montag mit kratziger Stimme in der Arbeit absagen konnte, »39 Grad, immer noch, leider« hinzufügen. Sie merkte selbst, wie ihre Gedanken wanderten, sie sollte sich die Haare föhnen oder zumindest ins Schlafzimmer gehen, sich den Pyjama wieder überziehen und die Decke über den Kopf, einfach schlafen. Probehalber öffnete sie die Augen, immer noch zu grell, sie kniff sie wieder zusammen. Aber richtig krank sein war halb so schlimm, richtig krank sein verstanden alle.

14

Im Auwald suchte Klara nur das Wasser, das sich hinter Lianen und Betonpfeilern versteckt hielt. Die Pfeiler grenzten den Forstweg vom Wald ab. Sie ging an der Reihe entlang und fragte sich, ob sie nur dazu dienten, die SUV-Fahrer davon abzuhalten, zwischen die Bäume zu fahren, oder ob sie Teil von etwas Größerem waren, das längst verschwunden war. Die Lianen hingen vertrocknet von den Bäumen, die ausgefransten Enden pendelten über dem Boden. Sie zählte die Betonpfeiler, 25, 26, da merkte sie, dass ihr schwindlig wurde, sie setzte sich auf den nächsten Pfeiler. In der Ferne brummte ein Motorboot, zwei Enten flogen über sie hinweg, dann wurde es wieder still.

Kein Handyempfang, fiel ihr auf, sie konnte gar nicht nachsehen, wann ein Bus zurückfuhr. Es konnte auch sein, dass heute keiner mehr fuhr, immerhin war Samstag. Hatte sie den letzten Bus genommen, ohne an der S-Bahn-Station noch auf die Fahrpläne zu schauen, ohne jemandem Bescheid zu sagen, wo sie war? Das Zittern in den Zehenspitzen war zurück, die Finger vibrierten auch, in der Früh war sie noch sicher gewesen, dass es endlich verschwunden war. Es war nach dem Schwächeanfall vor ein paar Wochen gekommen. Sie hatte erst gezögert, dann ihrer Hausärztin davon erzählt, auch davon, dass sie es zwei Tage zuvor nach der Arbeit nur noch geschafft habe, ins Bett zu kriechen, mehr nicht. Ihre Ärztin hatte bloß gemeint, dass es mit ihrem niedrigen Blutdruck zusammenhängen könne, das werde schon wieder. Sie starrte auf ihre Schuhe, die ruhig auf der staubigen Straße standen. Von außen war das Zittern unsichtbar. Die Hände steckte sie in die Jackentaschen. Schon fühlte sie sich besser.

Ohne Handyempfang konnte es auch sein, dass sie einen Anruf oder ein SMS von Lotte verpasste, dass Lotte doch noch wollte, dass sie beim Umzug half. Sie und Matti hatten ihr schließlich beim Kistenpacken geholfen und auch beim Streichen, als Lotte nicht mehr weiterwusste. Markus war einfach gegangen und hatte sich um die schwarzen Striche an der Wand und die grünen Farbflecken, die Anton hinterlassen hatte, nicht gekümmert. Offenbar war ihm seine Hälfte der Kaution egal. Sie hatten bis spätnachts gestrichen, ohne noch sehen zu können, ob die Wand wirklich weiß war, vor ihren Augen hatte im Licht der Stehlampe alles geflimmert und geglitzert.

Klara hatte ihr auch angeboten, auf Anton aufzupassen, mit ihm auf den Spielplatz zu gehen, während Freunde die schweren Kartons in den dritten Stock schleppten, doch Lotte hatte abgewunken. »Ich habe wirklich Zeit«, hatte Klara noch gesagt. Doch Lotte hatte nur den Kopf geschüttelt: »Du hast mir schon mehr als genug geholfen.« Matti hatte angeboten, dass er versuchen könnte, früher aus der Arbeit loszukommen, doch auch da hatte Lotte abgewinkt.

Sie starrte auf die kahlen Bäume auf der anderen Seite der Straße. Unterholz schien es hier keines zu geben, nur Bärlauch und Schneeglöckchen im Frühling. Vielleicht nahm der Fluss alles Übrige mit, wenn er über die Ufer trat, sogar über den Damm, über den sie auf dem Herweg gestiegen war, mit seinen ordentlichen Treppelwegstufen aus Steinquadern. Treppelweg, fiel ihr ein, wie der Treppelweg in der Nähe der Wohnung ihrer Mutter. Einen Sommer lang hatte sie das Schild mit der Aufschrift »Treppelweg« jeden Morgen gelesen, weiße Schrift auf blauem Grund.

Jeden Morgen spätestens um halb sechs aufstehen, am Schlafzimmer der Mutter vorbeischleichen, ein Schluck Kaffee, ein Butterbrot, Zähne putzen und hinaus auf die Straße.

Sie ging an der Apotheke in dem neuen Wohnblock vorbei, wo das Obergeschoß auf dünnen Betonstelen über das Untergeschoß hinausragte. Immer wieder fragte sie sich, ob denn niemand befürchtete, dass die Stelen das Gewicht nicht mehr halten könnten, warum alle zur Schiebetür darunter gingen, sogar mit ihren Autos dort hielten, als wäre nichts. Durch die Unterführung und am Hochwasserschutz entlang ging sie, der Schrittzähler am Handy, 300 Schritte schon, sie wollte 5600 zusammenbekommen, wie jeden Morgen, bis sie 2630 Kilometer zusammenhatte. Dass sie dafür mehr als ein Jahr lang gehen müsste, hatte sie sich am Anfang ausgerechnet und dennoch begonnen. »Warum gehst du nicht wirklich bis Cabo da Roca?«, fragte Lotte mehrmals in diesem Sommer. »Das wäre doch sinnvoller.« Sie hatte sich die Europakarte über das Klappsofa gehängt, mit der Linie, die sie bis zum westlichsten Punkt gezogen hatte. Nur ausgetretene Wanderschuhe, kein Geld für Übernachtungen, die Diplomarbeit halbfertig in ihrem Laptop. Die Mutter sagte nichts dazu, hatte ihre Kaffeetasse immer schon weggeräumt, wenn sie von der immergleichen Spazierrunde zurückkam, die Brotbrösel von der Anrichte gewischt. Im Juli schwitzte sie schon beim Losgehen, die Hitze war zwischen den Häusern hängen geblieben, nur am Fluss und der Wiese entlang, hinter dem Hochwasserschutz, war es kühler. Ein Jogger kam ihr entgegen, grüßte sie beim zweiten und dritten Mal, ließ es beim vierten Mal wieder, weil sie nicht zurückgrüßte. Sonst waren so früh am Morgen nur zwei ältere Frauen mit Hund unterwegs, beide schienen sie nicht zu bemerken.

Lotte fragte immer wieder, wann sie in die Stadt zurückkommen wollte, sie sagte und schrieb wirklich »die Stadt«, als gäbe es nur eine. Sie schickte ihr Stellenausschreibungen, sagte ihr, sie solle sich zusammenreißen, sie solle ihre Kisten endlich auspacken, sie solle nicht so leicht aufgeben.

Nach dem Wegstück am Fluss entlang kam sie an dem Kreisverkehr mit der Bronzeskulptur eines Nachtwärters vorbei. Hier wurden Figuren im Kreisverkehr weder mit Bierdosen und Schals verziert noch gestohlen, jeden Morgen stand er schmutzigbraun im Morgenlicht. Dahinter stiegen die Serpentinen den Hügel hinauf an, erste Autos kamen ihr entgegen.

Cabo da Roca als Ziel war nur dahingesagt gewesen, sie hatte nicht nachgedacht, sondern einfach den äußersten Punkt auf der Landkarte gesucht, doch als sie es Lotte erzählt hatte, war es zu spät gewesen. »Mach das, wer weiß, wann du sonst wieder Zeit dafür hast?« Lotte schien sich das einfach vorzustellen, mit einem leichten Wanderrucksack losziehen, schauen, wie weit das Geld reichte, in Scheunen übernachten, durch Flüsse waten und per Autostopp weiterfahren, wenn gar nichts mehr ging. Lotte hätte es vermutlich wirklich gemacht, wenn es ihre Idee gewesen wäre.

Klara ging immer nur so weit den Hügel hinauf, bis die Serpentinen endeten, das langgezogene Straßenstück mit den Neubauten und die Aussicht weiter oben interessierten sie nicht. Sie ging zu der Gasse, wo eine steile Treppe wieder hinunter zum Fluss führte. Beim Anblick des schmalen Flusses von oben fragte sie sich, warum es ein Fluss und kein Bach war, vor allem im Sommer war er an vielen Stellen nur wenige Meter breit. Unten beim Wasser angekommen konnte sie schon spüren, ob es ein heißer oder ein erträglicher Tag werden würde. Wenn sie in die Wohnung zurückkam, legte sie sich aufs Bett und schloss die Augen. Die Mutter nebenan fing an zu klopfen und schaben, zielloses Aufräumen, um Klara daran zu erinnern, dass sie auch da war.

Sie blinzelte, vor ihr immer noch der Auwald. Sie würde es bis zur Bushaltestelle zurückschaffen. Sie richtete sich auf und atmete tief aus, in den Boden hinein, wie die Physiotherapeutin ihr letztes Jahr geraten hatte. Dann stünde sie automatisch schon sicherer da, und das allein könne schon viel ausmachen gegen die Rückenschmerzen und das Ziehen in den Schultern. Wie immer, wenn sie sich dazu dachte, »wie die Physiotherapeutin gesagt hat«, kam es ihr ein wenig lächerlich vor, sie machte es trotzdem noch zwei, drei Mal, dann ging es wieder, sie konnte erste Schritte machen.

Als sie das Ende der Betonpfeilerreihe erreichte, zögerte sie und drehte sich um. Sie wollte doch das Wasser suchen, sehen, wie schnell der Fluss hier verlief, ob er grau war oder ob sie am Ufer bis zum Grund sehen konnte. In der Tasche summte ihr Handy, hastig zog sie es hervor. Nicht Lotte, sondern ein E-Mail mit einem Newsletter. Sie löschte die Nachricht und konzentrierte sich auf die nächste Kreuzung vor ihr, war sie von links oder rechts gekommen? Einen Moment lang stellte sie sich vor, die falsche Abzweigung zu nehmen, einen Schwindelanfall zu spüren, plötzlich auf dem Boden zu liegen, der staubige Forstweg unter ihr, dann der graue Himmel und die dürren Äste über ihr. Sie würde die Wolkenschlieren vorbeiziehen sehen, es würde ihr kalt werden, der Magen würde knurren, und sie würde es nicht schaffen aufzustehen.

Als sie wieder an der Bushaltestelle ankam, waren Regenwolken aufgezogen. Sie warf einen Blick auf den Aushang, der nächste Bus sollte in einer Viertelstunde kommen.

Sie nahm ihre Hände aus den Jackentaschen, die Finger zitterten nicht mehr. Sie hob sie vors Gesicht, hatte sie sich das Zittern nur eingebildet? Jetzt war das Zittern auf jeden Fall weg, sie schüttelte die Hände und Füße aus. Sie könnte dem Bus auch entgegengehen oder den Schleichweg durch den Wald nehmen, der ihr beim Herfahren aufgefallen war, aus dem Busfenster hatte sie nur einen Trampelpfad über ein altes Wehr gesehen und einen einzelnen Schwan im Wasser darunter. Sie zögerte, hatte sie den Schwan nicht woanders gesehen? Hatte sie auf der Busfahrt halb träumend, halb wach aus dem Fenster gesehen und an einen anderen Auwald gedacht, an einen Frühlingsmorgen, als sie mit Matti spazieren gewesen war? Oder gab es zwei Schwäne und es war nur Zufall, dass sie beide gesehen hatte, am Ufer halb von Weidenzweigen verdeckt? Sie schüttelte das Gefühl ab, dass sich etwas wiederholte, dass sie das schon einmal erlebt und auch schon gedacht hatte.

Während sie der staubigen Straße folgte und die Abzweigung zum Schleichweg suchte, überlegte sie, wie viele Schritte sie am Ende beisammengehabt hatte. Sie hatte sie gewissenhaft auf die Liste eingetragen, die sie unter ihrer Matratze versteckt hatte. Ihrer Mutter hatte sie nie verraten, was sie tat, hatte immer nur vom Spazieren gesprochen. Es mussten fast 100 000 gewesen sein, oder bildete sie sich das nur ein? Hatte sie sich in der Sommerhitze im stickigen Zimmer verrechnet? Aber dann hatte sie doch nachgegeben und angefangen, sich zu bewerben, hatte die Liste weggeworfen, ihre Sachen wieder gepackt und auf dem Sofa in Lottes WG anstatt dem Klappsofa ihrer Mutter geschlafen.

15

»Aber du bist doch schon viel geduldiger, das ist doch gut«, sagte Matti und bückte sich, um eine schwarze Muschel aufzuheben.

»Was meinst du, viel geduldiger?« Klara legte die Hand über die Augen und suchte nach dem Horizont, wo der bewölkte Himmel mit der grauen Meeresoberfläche verschwamm. Weit draußen lag ein Tanker, nicht einmal Möwen waren zu sehen.

»Seit Lea hast du eingesehen, dass du nicht alles schaffen kannst.«

Lea lief voraus, deutete auf die Holzpflöcke vor ihnen im Sand, rief immer wieder »das Schiff, das Schiff«, auch wenn es nicht wie ein Schiff aussah, sondern wie schief aufragende, graugrüne Zähne. Vom Aussichtspunkt oben hatte es ausgesehen, als könnte es nicht weit sein, aber nun schien sich der feste Sand kilometerweit vor ihnen auszubreiten.

»Siehst du das anders?«, wollte Matti wissen.

»Es klingt eher nach Lotte als nach mir.«

»Bei Lotte war es noch extremer.«

Klara hatte es anders in Erinnerung, nicht als Einsicht, sondern als Aufgeben. Sie hatte schnell aufgegeben, zu schnell, schon nach wenigen Tagen hatte sie sich damit abgefunden, dass sie nichts mehr schaffen würde. Tief im Bauch und zwischen den Beinen hatte noch alles gezogen, sie hatte es gerade erst geschafft, anstatt der Netzhosen echte Unterhosen anzuziehen, als sie schon sicher gewesen war, dass die Dusche noch länger mühsam weit weg sein würde, dass sie das Tellerwegräumen und das Wäscheaufhängen vergessen konnte, wenn sie es durch den Tag und durch das Stillen schaffen wollte. Lotte dagegen hatte ein paar Tage nach der Geburt beschlossen, dass sie ein Chili sin carne für sechs Personen kochen wollte, hatte gezittert, sich aber nicht helfen lassen, auch nicht, als ihr der Schweiß schon auf der Stirn gestanden war. Klara hatte Teller im Schrank gesucht und sich alle paar Sekunden umgedreht, um Lotte rechtzeitig auffangen zu können, sollte sie ohnmächtig werden.

Lea kam zurück, lief um sie herum, schrie wieder »das Schiff« und warf eine dunkelgrüne Alge nach Matti. Er machte ihr ein paar schnelle Schritte nach, sie hüpfte wieder voraus. »Ich habe gedacht, sie wäre enttäuscht, sobald sie das Schiff sieht«, sagte Klara. »Ich war sicher, sie würde sich das größer vorstellen.«

»Ich finde schon, dass du mit dir selbst jetzt viel geduldiger bist«, insistierte Matti.

»Ich habe mich mit manchem abgefunden.«

Er wiegte den Kopf hin und her: »Du wirst die Geduld schon noch brauchen.«

»Woher willst du das wissen?« Er hatte schon wieder diesen Tonfall, als wäre er Arzt oder Psychotherapeut, als würde er sie über eine schmale Brille hinweg ansehen und ihr wohlwollend zunicken. Als wüsste er mehr über sie als sie über sich selbst, weil er mehr gelesen hatte. Als würde er nur darauf warten, dass sie etwas einsah, das ihm schon lange klar war.

»Da drüben hat jemand eine Karte fallen gelassen.« Matti lief los, um das Stück Papier zu holen, Lea kam zu ihm, sie bückten sich beide, während Matti es mit spitzen Fingern hochhob.

Er hatte auch gestern Abend, als sie von der Terrasse aus noch den Sonnenuntergang angesehen hatten, zu ihr gesagt, er finde es gut, dass sie sich Pausen nehme, nicht mitgefahren war zum Markt. Warum glaubte er, das beurteilen zu dürfen? Warum ging es immer wieder um ihre Pausen und darum, dass sie sich zurücknehmen sollte? Was, wenn es ihr einfach nur zu anstrengend geworden war, alles mit ihm abzuwägen und auszudiskutieren?

Lea riss sie aus ihren Gedanken, drückte ihr die Finger

der linken Hand auseinander und einen glatten Stein hinein. »Papa sagt, er hat sich das Schiff größer vorgestellt.«

»Ich habe nie gesagt, dass es ein Schiff ist, es ist ein Wrack. Die Reste von einem Schiff, das auf Grund gelaufen ist und das niemand mehr holen wollte.«

»Warum wollte es niemand mehr holen?«

»Die Bergung wäre zu teuer gewesen. Im Reiseführer steht nicht mehr dazu.«

»Das arme Schiff.« Lea lief wieder los.

Ihre Mutter hatte am Anfang einmal gefragt, ob Matti ihr auch half mit dem Kind, und sie hatte gesagt, er würde nicht helfen, sondern seinen Teil übernehmen, das Wickeln, als sie nicht aufstehen konnte, das Wäscheaufhängen spätabends. Aber trotzdem war er hinter seinem Schreibtisch verschwunden, nach zwei Wochen wieder im Büro. Er hatte kommen und gehen können, hatte sie festgestellt, sie war auf der Couch geblieben, hatte es vielleicht bis zur Fensterbank in der Küche geschafft und schauen können, ob das kaputte Fahrrad immer noch am Zaun gegenüber hing.

Matti stieg in eine flache Lacke, fluchte und zog seinen Fuß zurück. Lea kam angerannt: »Bist du auf einen Krebs gestiegen? Oder eine Muschel?«

»Was?« Er sah sie verwirrt an. »Nein, da ist nur Wasser.«

»Aber wenn sich das Meer zurückzieht«, Lea machte eine ausladende Handbewegung, »bleiben Muscheln und Krebse in solchen Lacken zurück. Bist du dir sicher?«

Klara trat neben Matti und sah in die Lacke, der Profilabdruck seines Schuhs war im sonst glatten Sand zu sehen. »Da ist nichts, mach dir keine Sorgen.«

»Sie verstecken sich oft auch im Sand, es kann sein, dass man sie gar nicht sieht.«

»Lasst uns doch zu dem Schiff gehen, es ist nicht mehr weit«, meinte Klara.

Lea lief wieder voraus, sie umrundete die graugrünen Pflöcke in einem weiten Bogen.

»Jetzt muss ich schon über unsichtbare Krebse und Muscheln diskutieren, aber ob meine Socken nass geworden sind, interessiert niemanden«, wandte Matti ein.

»Ich frage mich, woher sie das weiß.«

»Irgendeines von diesen Sachbüchern, die wir wieder und wieder ansehen müssen«, Matti schien wenig beeindruckt. »Oder eine von diesen Kinderserien erzählt doch etwas Sinnvolles zwischen Kobolden und Rittern.«

Matti ging mit schnellen Schritten auf Lea und das Schiff zu, wahrscheinlich um ihr zu sagen, dass sie nichts anfassen sollte. Klara überlegte, ein Foto zu machen, von den beiden und dem Schiff, damit sie zumindest eines vom heutigen Tag hätten.

Ihr fiel wieder das Fahrrad ein, es war wochenlang ohne Hinterreifen und Sattel an dem Zaun angehängt geblieben. Eines Morgens musste es die Straßenreinigung mitgenommen haben, nur ein Teil des Fahrradschlosses war zurückgeblieben. Da hatte sie sich gefragt, wonach sie jetzt Ausschau halten, auf welche Veränderung sie warten sollte. Um von sich aus etwas zu verändern, war sie zu müde, aber sie wusste nicht, wie lange sie es noch aushalten würde, hier zu sitzen und darauf zu warten, dass das Kind einschlief oder aufwachte.

Matti winkte ihr zu, Lea rief: »Komm endlich!« Vielleicht sollten sie besser zu dritt ein Foto vor dem Wrack machen, damit sie sich später daran erinnern konnten, wie sie davorgestanden hatten, und vergessen, wie lange und mühselig der Weg über den Sand gewesen war.

16

Klara fühlte sich wie in einer Kulisse durch die Sessel mit den türkisen Polsterbezügen, die Tischchen mit den schwarzen Metallbeinen und den dunklen Holzplatten und die schmalen schwarzen Regale. Es sah aus, als hätte nur jemand ein paar minimalistische Möbelstücke aus einem Einrichtungskatalog zusammengestellt. Abgesehen von zwei, drei rankenden Pflanzen, die auf den Regalen standen und an den Gerüsten und Brettern über ihnen Halt suchten, gab es keine Deko im Café. Die Deckenlampen hatten ein Muster aus schwarzen und weißen Quadraten, zu viele für ein Schachbrett. Sie musste beim Zählen immer wieder abbrechen und blinzeln.

Hanna räusperte sich. »Hast du dir die Doku nicht angeschaut, zu der ich dir den Link geschickt habe?« Sie hob das Glas mit der Melonen-Minze-Limonade von dem Tischchen zwischen ihnen hoch.

»Ich bin noch nicht dazu gekommen.« Die Deckenlampen erschienen Klara zu grell, vielleicht wegen der kahlen Wände und des glatten, hellgrauen Bodens. Sahen gerade alle Cafés so aus oder hatte sie das andere, in dem sie Hanna das letzte Mal getroffen hatte, falsch in Erinnerung?

»Da kommt zum Beispiel eine Frau vor, die ihr Bett kaum noch verlassen kann und die sogar bei geschlossenen Vorhängen noch eine Sonnenbrille zur Verdunklung tragen muss. Wenn ich es richtig in Erinnerung habe, können 30 Prozent der Patienten mit Myalgischer Enzephalitis das Haus nicht mehr verlassen.«

»Myalgische Enzephalomyelitis«, sagte Klara. »Je öfter ich es sage, desto erfundener klingt es.«

»Wo hast du davon gehört?« Hanna rührte mit ihrem

Strohhalm im Glas um, als suche sie nach noch mehr Minzblättern.

»Matti hat vor einiger Zeit eine ganze Liste mit seltenen und wenig erforschten chronischen Erkrankungen zusammengesucht und sie an den Kühlschrank gehängt, um sich daran zu erinnern, dass er mehr darüber herausfinden will. Ich habe irgendwann gemerkt, dass ich mir die immer halblaut vorlese, wenn ich vor dem Kühlschrank stehe.«

»Hat er gedacht, du könntest das haben?«

»Ich habe es kurz gedacht, weil ich mich nicht mehr ausgeschlafen gefühlt habe, ganz egal, wie lange ich geschlafen habe. Aber das ist wieder verschwunden, und der Neurologe hat nur gemeint, soweit er weiß, geht es da um richtig schwere Fälle, nicht ein bisschen Schwindel und Schwächeanfälle.«

»Vielleicht musst du dir einen anderen Neurologen suchen? Mein erster hat mir auch nicht geglaubt, dass meine Migräne so schlimm ist, dass ich nicht mehr aufstehen kann.«

Bei Hanna klang es immer so, als wären es ihre persönlichen Ärzte. Klara hatte keinen eigenen Neurologen und auch keinen eigenen Orthopäden. Sie wusste nur, dass sie zu dem Neurologen, der bei der Aufzählung ihrer Symptome nur geseufzt hatte, nicht mehr wollte. Aber sie könnte ohnehin erst im nächsten Quartal zu einem neuen Facharzt gehen und dafür müsste sie erst einmal wissen, wohin sie gehen wollte.

Es klirrte unangenehm laut, als die Barista die Kaffeetassen auf der Theke abstellte. Klara wollte nicht einfallen, wie das Café hieß, war es Teil einer Kette oder bestellten alle ihre Einrichtung beim selben Händler, bis hin zu den schwarzen Kaffeetassen? Und schmeckten am Ende deshalb der Kaffee und auch die Kuchen für sie überall gleich?

Hanna setzte sich gerade auf und zog ihre Schultern nach hinten. Sie sah sie abwartend an.

»Tanzt du eigentlich wieder?«, fragte Klara. Hanna war

früher im Halbdunkeln lautlos zu Boden geglitten und hatte sich über ihre Schulter abgerollt, wie die Tanzlehrerin es vorgezeigt hatte. Klara hatte das nie geschafft, hatte ihre Schulter knacken gehört und dann gedacht, dass sie schon aus dem Takt war. Doch Hanna hatte zu lachen angefangen, als die Tanzlehrerin sie am Ende der Stunde aufgefordert hatte, ganz auszuatmen und im Boden zu zerfließen. Klara hatte sich nicht zurückhalten können und mitgelacht.

»Nein, ich kann nicht mehr, das Knie will nicht und die Schulter zieht auch.« Wie zum Beweis zog Hanna ihren linken Knöchel auf ihren rechten Oberschenkel hinauf und massierte ihn.

»Aber die Migräne ist besser geworden?« Klara versuchte, ihr in die Augen zu sehen, um nicht wieder damit zu beginnen, die Quadrate der Deckenlampe zu zählen. In einer Reihe schienen es 13 zu sein.

»Sie wird besser, und dann bei Stress oder wenn es zu heiß ist, wieder schlechter. Nur weil sie zwischendurch weg ist, heißt das nicht, dass sie verschwindet. Ich dachte, du würdest das verstehen.« Hanna war lauter geworden. Was hatte das mit ihr zu tun? Sie hatte einmal die Rettung für Hanna gerufen, als sie sich einen Abend lang übergeben hatte, und hatte ihr kühlen Tee ans Bett gebracht, als sie zu schwach zum Aufstehen gewesen war und gesagt hatte, sie könne nur das trinken.

»Chronische Migräne verschwindet nicht einfach, das ist nicht wie bei einer anderen Krankheit, Diagnose, Behandlung, Heilung. Wenn du Glück hast, bekommst du die Anfälle mit den richtigen Medikamenten in den Griff, sie werden schwächer oder seltener. Aber ich kenne niemanden, bei dem sie wieder ganz verschwunden sind.« Hanna sprach immer noch laut.

»Was ist denn los? Das weiß ich doch.« Klara sah sich im

Café um, eine junge Frau hinter einem Laptop blickte interessiert zu ihnen herüber. Als Klara das Gesicht verzog, senkte sie ihren Blick und tippte weiter.

»Entschuldige.« Hanna fuhr sich über die Augen. »Erst letztens hat sich wieder eine Kollegin laut gewundert, warum ich noch telefonieren kann, wenn ich Migräne habe. Aber wenn ich bei jedem Anfall alles stehen und liegen lasse, schaffe ich keine Deadline mehr. Und meine Schwiegermutter hat gesagt, wenn ich mehrmals die Woche ausgehen kann, habe ich ja wohl keine Migräneanfälle mehr.«

Dabei hatte Hanna schon mehrmals zu ihr gesagt, dass es zu mühsam sei, alle Leute davon überzeugen zu wollen, dass man krank sei, es reiche doch, wenn man es selbst wisse. Für mehr habe niemand Energie. Klara suchte nach Worten: »Das kommt mir ohnehin wie ein Märchen vor, Diagnose, Behandlung, Heilung, die wenigsten Krankheiten verlaufen so geradlinig. Du weißt ja, wie es bei mir ist, immer nur Kopfschütteln, merkwürdige Blutbefunde, dann wieder nichts. Den Zettel vom Kühlschrank habe ich auch abgenommen.«

Hanna runzelte die Stirn: »Willst du denn nicht wissen, was es ist?«

»Der Neurologe hat doch gesagt, ihm fallen auch keine weiteren Tests und Möglichkeiten ein. Zu dieser Dr. Sonnberger gehe ich nicht noch mal, die will doch in Wahrheit nur wissen, ob ich nicht irgendeine hysterische Einbildung von meiner Mutter geerbt habe. Und von den Möglichkeiten, die Matti und ich gefunden haben, war eine schrecklicher als die andere. Also ist es doch besser so.«

Klara war sicher, dass Hanna gern weitergefragt hätte, ob sie das wirklich denke. Sie rechnete es ihr hoch an, dass sie nur einen Moment lang nach draußen auf die leere Straße sah, die Stirn in Falten zog und ihr dann zulächelte. Hanna hatte sie aus dem Krankenhaus abgeholt, Hanna hatte ihr einen Kuchen gebacken und ihre Küche aufgeräumt, als sie nicht aufstehen konnte. »Ich weiß ja auch nicht, wie Migräne sich für dich anfühlt. Von außen sieht man oft nichts, selbst wenn du sagst, dass es dir ganz elend geht.«

Hanna sah sie nicht an, sondern auf ihre Uhr: »Ich muss langsam los.«

»Wann sind wir so alt geworden?«

»Wie, alt? Weil ich losmuss?«

»Wir reden nur noch über Krankheiten.« Klara schwenkte ihr Glas, aber da war nichts mehr zu finden unter dem letzten Melonenstück und den traurigen Blättern.

»Wir können auch über die Kinder reden.« Hanna winkte der Barista, die hinter der Theke stand, doch die schien sie nicht zu bemerken. Seufzend stand sie auf.

Klara musterte ihre hochgezogenen Schultern, die hellblaue Bluse und die dunkelblaue Leinenhose. Sie hatte für einen Augenblick vergessen, dass Hanna Kinder hatte, hatte gedacht, sie könnte gleich aus der Tür laufen und sich für eine Schauspielausbildung bewerben, wie sie es eine Zeit lang überlegt hatte, Knöchel hin oder her.

»Ich fühle mich gar nicht so alt«, sagte Hanna und hob ihre große, schwarze Handtasche vom Boden auf. »Kommst du?«

»Ich bleibe noch kurz.« Klara tat so, als würde sie noch einen Schluck trinken. Hanna winkte ihr halbherzig zu und ging zur Theke hinüber.

Noch einmal legte Klara den Kopf in den Nacken, die Quadrate wollten sich weiterhin nicht zählen lassen. Da fiel ihr ein, dass die Lampen in dem anderen Café, in dem sie sich zuvor getroffen hatten, rot waren, aber der Name wollte ihr nicht mehr einfallen. Sie schloss die Augen. Wenn dieses Café schließen musste, weil der Kaffee genau wie in allen anderen kleinen Cafés in der Umgebung schmeckte, aber 20 oder 30 Cent teurer war als in den anderen, würden die türkis bezogenen Sessel, die Tischchen und die Metallregale dann hier zurückbleiben und verstauben, oder würde sie jemand kaufen und abholen, um ein paar Straßen weiter ein neues Café zu eröffnen? Und würde er die Pflanzen auch mitnehmen oder würden sie den Raum schleichend überwuchern, während der Vermieter mit dem Cafébetreiber über die ausständigen Mieten stritt?

Plötzlich tippte ihr jemand auf die Schulter, sie riss die Augen auf. Hanna beugte sich über sie: »Ist alles okay?«

»Nur das Übliche.« Sie musterte Hannas zusammengezogene Augenbrauen, die tiefen Falten auf ihrer Stirn. Sie sah müder aus, als Klara sie in Erinnerung hatte, die Schatten unter den Augen verschwanden nicht mehr. Fühlte Hanna sich am Ende besser, wenn sie sich vergleichen konnte, und dachte, jemand anderem ginge es noch schlechter als ihr selbst? Hanna hatte das doch nicht nötig, mit ihren Leinenhosen, ihrer teuren Handtasche, ihrer sicheren Stimme und ihren sommersprossigen, lächelnden Kindern.

Hanna hob ihren Rucksack auf und hielt ihr die Hand hin, um sie in die Höhe zu ziehen: »Komm, ich hab schon für dich bezahlt.«

17

Klara trat noch einen Schritt näher an die Klippe und stieß mit dem Knie gegen das Geländer. Sie fühlte sich, als wäre sie eben erst hier aufgetaucht. Es war wieder einmal wie ein wattiger Traum, der in den nächsten Minuten immer fester werden würde, bis sie sich damit abgefunden hatte, dass sie hier war. Neben ihr fiel der Wasserfall senkrecht ins Meer, an der Felswand hing ein Kletterer am Seil, so weit unten, dass nur seine gelbe Jacke deutlich zu erkennen war. Hinter sich hörte sie eine Reisegruppe von Italienern näher kommen, aufgeregte, laute Stimmen. Sie kannte dieses Gefühl, einfach aufzutauchen, ohne zu wissen, wo und wer sie war. Einmal hatte sie versucht, Hanna zu erklären, dass sie es beruhigend fand, wie ein Dahintreiben auf einem großen, offenen See, aber Hanna hatte sie nur entsetzt angesehen.

Sie erinnerte sich an einen schwarzen Strand, als sie die Gischt an einem Felsen aufschäumen sah und dachte, sie sei allein, eben erst aus einem Traum aufgewacht. Als sie sich zum Gehen gewandt hatte, hatte Stefan ihr nachgerufen, wo sie hinwolle. Das war auf einer anderen Insel gewesen.

Auf einer Insel. Sie drehte sich um, ein schmaler Parkplatz an der Küstenstraße, nur wenige Autos und der Bus, aus dem die Italiener ausgestiegen sein mussten. In wenigen Wochen würde es hier anders aussehen, Autobusse voller Chinesen sich an der Küstenstraße aneinander vorbeischieben, wie ihr der alte Schotte vorhin in dem Urzeitmuseum erzählt hatte. Jeden Sommer wurden es mehr Autobusse, die nur kurz auf den Parkplätzen hielten, um die Aussicht auf einen Gipfel oder das Meer zu fotografieren. Schlimmer, so meinte der Schotte, seien nur die Deutschen mit ihren Wohnmobilen, weil sie auf der falschen Seite säßen, Schafe und Einheimische übersähen. Der Schotte, der zugleich Museumsbesitzer, Wärter und Führer war, hatte ebenso lang über die Sommer, die immer schlimmer wurden, wie über seine Funde von versteinerten Muscheln und Saurierknochen erzählt.

In der Jackentasche fand sie einen Autoschlüssel, als sie auf Entsperren drückte, leuchteten die Lichter eines kleinen roten Autos vor ihr auf. Sie setzte sich hinters Steuer und atmete lange aus. Atmen hilft, hatte sie gelesen, gegen Panikattacken und ähnliche Zustände. Aber sie war nicht panisch, merkte sie beim zweiten, dritten, vierten Ausatmen, nur müde. Stefan hatte ihr noch einmal geschrieben, dass er das Fahrradschloss dringend brauche, sie hatte ihm wieder geantwortet, dass er in seinen Briefkasten schauen solle. Warum wollte er nicht akzeptieren, dass sie ihn nicht treffen wollte? Warum wollte er ihr noch einmal erklären, dass die Trennung für sie beide die beste Lösung sei? Sie startete den Wagen.

Auf der Küstenstraße bog sie Richtung Norden ab. Sie war aus dem Süden gekommen, über eine lange, hügelige Inlandsstraße, neben der im graugrünen Gras vereinzelt Schafe standen.

Hinter ihr wurde gehupt, im Rückspiegel ein Geländewagen, der auch schon an ihr vorbeizog. Bestimmt wieder ein Einheimischer, der sich über eine langsam fahrende Touristin ärgerte. War sie schon mal an einem Ort gewesen, wo Touristen gern gesehen waren? Der Museumsbesitzer hatte erklärt, natürlich hätten sie nichts gegen Touristen, die auf Berggipfel klettern wollten, Schafwolle kaufen oder sich Ausgrabungen ansehen, aber für alle, die nur durchfahren wollten, sei einfach kein Platz. Die Küstenstraße rutsche ohnehin schon ab, weil sich die Erde hier so sehr bewege wie sonst kaum, die vielen Autobusse und Wohnmobile würden sie noch weiter belasten. Er hatte ihr erklärt, dass man an einer Stelle der

Küstenstraße besonders gut sehen könnte, wie sich die Erde bewege, diese Kurve sei schon öfter abgerutscht.

Sie fand die Abzweigung an der Telefonzelle, die er ihr beschrieben hatte, schon nach wenigen Metern endete die asphaltierte Straße. Sie stellte das Auto am Straßenrand ab und sah zum Meer hinunter, sanft abfallende Wiesen, dahinter musste ein Kiesstrand kommen. Im beginnenden Dämmerlicht folgte sie dem Weg nach unten, erst noch tief eingegrabene Fahrrillen, die schwächer wurden, der Weg wurde schmäler, zum Trampelpfad durch die Wiese, verlief sich mittendrin auf einmal. Sie schaute zurück, die Küstenstraße war von hier aus nicht zu sehen, ihr Auto wirkte klein neben der Telefonzelle. Weiter vorn brach die Wiese auf einmal ab, unter der Kante verlief der Kiesstrand. Vorsichtig rutschte sie hinunter, von hier aus noch ein paar hundert Meter nach Norden, hatte er ihr beschrieben. Im Kies schimmerten weiße Einschlüsse zwischen den grauen, braunen, rötlichen Steinen, der Museumsbesitzer hatte ihr erklärt, dass unterschiedliche Gesteinsschichten aufeinanderträfen, hier ans Tageslicht geschoben würden, einer der besten Fundorte für Fossilien. Sie stolperte, erschrak über ein gedrungenes, dunkelbraunes Tier vor sich im Kies, das doch nur eine Tangansammlung war. Erst jetzt roch sie den salzigen Seetang. Sie blickte den Strand entlang, an manchen Stellen stieg die Felskante mehrere Meter hoch an. Zögernd ging sie weiter, stieg über größere Gesteinsbrocken, das Licht wurde schnell schwächer.

Lotte hatte sie gebeten, sie heute Abend endlich anzurufen. Vorgestern hatte sie ihr geschrieben, ob das nicht ein Klischee sei, nach einer Trennung allein wegzufahren, um sich selbst zu finden. Aber sie war nicht weggefahren, um sich selbst zu finden. Stefan hatte die letzten beiden Jahre immer wieder gesagt, dass ihm der Flug, das Auto und alles drumherum zu teuer wären, er gerade kein Geld habe, außerdem sei es in

Schottland doch meistens kalt und grau? Sie war mit ihm auf dem Balkon sitzen geblieben und hatte darauf gewartet, dass er es sich doch noch anders überlegte. Nach Island war er ihr zuliebe schließlich mitgekommen, und es hatte ihm gefallen, zumindest das Kaffeetrinken und die Aussichten auf die Fjorde. Aber selbst auf dem schwarzen Strand hatte er gesagt: »Zu Hause ist es doch am schönsten.« Da hatte sie zum ersten Mal gedacht, dass es vielleicht doch kein Witz war.

Sie stolperte über die Kiesel dahin, wollte schon umkehren, sah den Hang nach oben. Das konnte die Kurve sein, von der der Museumsbesitzer gesprochen hatte. Von oben musste die asphaltierte Straße normal aussehen, aber von hier aus wirkte sie unterspült, der Rand des Asphaltbandes könnte jederzeit abbrechen oder gleich die gesamte Fahrbahn ins Rutschen kommen. Das liege daran, dass sich hier die Urzeit nach draußen schiebe, hatte er gesagt. Einmal sei ein Bus beinahe abgestürzt, der erste Verbindungsbus des Tages, weil im Nebel nicht zu erkennen gewesen sei, dass die Straße über Nacht abgerutscht war. Sie dachte an die Dinosaurierfangzähne und die spitzen Muscheln, die an die Luft drängten und die Reisebusse ins Meer schoben. Sie konnte die Steine abbrechen hören, das stete Rieseln des Sandes, zugleich die Wellen hinter sich, die die Steine und Autobusse ins Wasser zogen, dann wurde es mit einem Mal still.

18

Draußen war Hochsommer, auch wenn es schon September geworden war. Sie sollte im Freibad neben dem Kleinkinderbecken sitzen oder mit dem wahrscheinlich letzten Eis des Jahres in der Hand in einem Park. Doch Klara fror unter der dünnen Decke. Heute Früh hatte sie nicht aufstehen können. Ihr war schwindlig geworden, sobald sie sich aufgerichtet hatte, dann war ein kribbeliger, stechender Schmerz im Rücken und den Beinen dazu gekommen. Wo genau, hatte Matti wissen wollen, sie hatte nur sagen können, dass er immer weitergewandert war, wenn sie versucht hatte, ihn zu greifen.

Das Fenster war gekippt, die Jalousien heruntergelassen. Matti hatte entschieden, dass ihr das gut tun würde, nicht zu viel Licht, ein wenig Frischluft. Sie hatte nur genickt und sich heiser bedankt. Sie bedankte sich ständig für Kleinigkeiten. Sie sollte damit aufhören, denn wenn es so weiterging, würde sie mit dem Danken bald nicht mehr nachkommen.

Mühsam drehte sie den Kopf zur Seite, im Wasserglas auf dem Nachtkästchen hatte sich der letzte Eiswürfel immer noch nicht aufgelöst. Er sollte längst spurlos verschwunden sein, seit Matti und Lea aufgebrochen waren. Lea war mit dem breitkrempigen Sonnenhut auf dem Kopf noch einmal zu ihr ans Bett zurückgekommen und hatte gefragt: »Mama mit?« Matti hatte sie weggezogen, geflüstert, dass Mama zu müde sei. Klara fragte sich, was »müde« wohl für Lea bedeutete. Morgens die Augen fest zuzudrücken in der Hoffnung, noch einmal einzuschlafen? Beim Abendessen den Löffel nicht mehr halten zu können und gefüttert werden?

Vom Eiswürfel war nur noch eine sehr flache Scheibe übrig, sie stieß das Glas sachte mit einem Finger an und brachte die Scheibe zum Schwanken. Draußen fuhr ein Moped vorbei, das Knattern des Auspuffs wurde von den Hauswänden zurückgeworfen, als wäre es nicht nur eines, sondern ein ganzer Schwarm Mopeds, die wie Wespen zwischen den Häusern sirrten, bis das Moped um die Ecke bog und der Lärm der Durchzugsstraße es schluckte.

Wo fehlte ihr etwas? Sie versuchte, wie bei einer Entspannungsübung durch ihren Körper zu gehen, sich vor Augen zu führen, wie sie von den Zehenspitzen über die Fußgewölbe und die Knöchel und die Unterschenkel durch ihren Körper wanderte, aber es brachte nichts. Es gab nicht die eine Stelle, an der alles zusammenlief. Nicht den einen Punkt, auf den sie zeigen und wohin sie jemanden auf die Suche schicken könnte. Ihr Hausarzt hatte beim letzten Blutbefund nur den Kopf geschüttelt. Die Entzündungswerte waren etwas erhöht gewesen, aber das konnten auch die Nachwirkungen vom letzten Infekt sein. Ob das heiße, dass alles in Ordnung sei, hatte sie ihn gefragt. Er hatte gesagt: »Nein, nur normal.«

Sie schreckte auf, lag sie wirklich erst seit heute Morgen hier oder schon länger? Seit drei, vier Tagen oder schon seit einer Woche? Sie zog die Decke bis zum Kinn hoch. Wenn es nicht schon passiert war, könnte es jederzeit so weit sein, dass sie zu müde werden würde, um noch aufzustehen, dass ein Pochen hinter ihren Augen und ein stechender Schmerz, der ihren Rücken und dann wieder ihre Arme entlangwanderte, sie davon abhielten, zum Fenster zu gehen und es zu schließen. Dann könnte sie nur noch den Tagen beim Ineinanderfließen zusehen.

Sie richtete sich schnell auf, fiel dann wieder zurück auf das Kopfkissen, ein saurer Geschmack schwappte ihr in den Mund. »Du musst nur wollen und dir weniger einbilden«, hatte das wirklich jemand zu ihr gesagt und wann? Sie glaubte sich zu erinnern, dass eine Krankenschwester es ihr zugeflüstert hatte, als sie ihr eine Infusion angehängt hatte, aber es klang eher wie aus einem Albtraum oder wie der Beginn eines Tagebucheintrags.

Sie schlief ein und träumte von einer Dünenlandschaft. Für sie war es eine Dünenlandschaft, aber alle anderen saßen an Kaffeehaustischen mit Marmorplatten und geschwungenen schwarzen Tischbeinen, ihre Mutter trank eine Melange, Lotte trommelte ungeduldig auf die Tischplatte, Hanna saß auch irgendwo. Matti sollte wohl mit einem Jeep über die Dünen angefahren kommen, um sie zu retten, aber er war nicht zu sehen. Es war im Traum beruhigend für sie, dass er nicht zu glauben schien, dass er kommen und sie retten sollte, sie musste sich schon selbst retten, während die Sanddünen sich um sie immer höher auftürmten. Er wartete am Ausgang oder Eingang auf sie, vielleicht hatte er inzwischen eine Esterházyschnitte bestellt.

Das Baby. Sie schreckte hoch, weil sie das Baby weinen hörte, wunderte sich einen Moment über die dunkelblauen Vorhänge am Fenster, die sie erst später gekauft hatten, bis ihr einfiel, dass das Baby keines mehr war. Lea war ein Kind oder ein Kleinkind zumindest, eines, das angefangen hatte, davonzulaufen und sich auf den Boden zu werfen, wenn es wütend war. Eines, mit dem Matti mehr Geduld hatte als sie, weshalb Lea oft hinter seine Beine flüchtete und sich an seine Kniekehlen klammerte, wenn sie Angst hatte.

Vielleicht fehlte sie ihnen im Freibad nicht, weil sie es gewohnt waren, zu zweit unterwegs zu sein, weil sie niemanden brauchten, der an die Schwimmflügel und daran dachte, dass man Kinder nochmals eincremen sollte. Vielleicht saßen sie einfach zufrieden im Schatten und aßen das letzte Eis nebeneinander und Klara versuchte einen Moment lang zu verstehen, ob sie ein wenig eifersüchtig war oder nur so tat, als könnte sie eifersüchtig sein, weil sie es sein sollte. Denn sie war erleichtert, dass Matti einfach mit Lea losging.

Sie starrte auf das Wasserglas, in dem keine Spur mehr von den Eiswürfeln geblieben war. Genauso würden sich die Schmerzen wieder auflösen, ohne eine Spur zurückzulassen. Sie könnte wieder zum Neurologen gehen, noch einmal erklären, dass es bestimmt keine Migräne war, dass es sich anfühle, als könnte sie ihre Hände nicht mehr zu Fäusten schließen. Aber während sie ihm gegenübersäße, würde sie wieder auf ihre Hände sehen, die ganz normal wirkten, und sich selbst kaum glauben.

19

Wegen der Schneckenschleimspur auf der Picknickdecke konnte Lea sich nicht mehr hinsetzen. Klara wischte mit einem Taschentuch darüber, aber Lea weigerte sich, wieder Platz zu nehmen, stieg von einem Fuß auf den anderen und sagte nur: »Ich will nach Hause.«

Klara rieb noch einmal über die Schleimspur, von der schon nichts mehr zu sehen war, und überlegte, wie sie jetzt den Weg nach Hause schaffen sollten. Im Bus war es die ganze Fahrt über stickig gewesen und hatte nach Bier gerochen, der Weg von der Haltestelle am Sportplatz vorbei bis zum Waldspielplatz lag in der prallen Sonne. Die Picknicktasche mit dem Obstsalat, den Weckerln, Büchern und Spielen war ihr schon am Herweg viel zu schwer gewesen, bislang hatten sie kaum etwas gegessen. Lea war erst eine Runde um den Platz gelaufen und hatte sich nur ansehen wollen, ob es einen Kletterturm gab, den sie schon schaffen konnte. Matti würde erst morgen Abend nach Hause kommen, über den Wäscheberg vor der Waschmaschine hinwegsteigen, die zerknitterten Zeitungen und noch nicht geöffneten Briefe auf dem Wohnzimmertisch zusammenschieben und nichts sagen. Dann würde er erst einmal eine halbe Stunde lang Milchreis für Lea kochen, wie er es immer tat, wenn er nach Hause kam. Dabei hatte Lea ihr beim letzten Mal verraten, dass sie gar keinen Milchreis mehr mochte, der Zimt schmeckte ihr nicht.

Klara überlegte, wie sie sie doch noch zum Bleiben überreden könnte: »Letzten Sommer hast du doch noch Schneckenhäuser gesammelt.«

Lea antwortete nicht, sah sie aber verwirrt an.

»Du wolltest am Anfang nicht einmal wissen, ob noch eine

Schnecke drinnen ist, sondern am liebsten alle mit nach Hause nehmen. Kannst du dich nicht an die Weinbergschnecke erinnern, die aus der Schachtel unter deinem Bett hervorgekrochen ist?«

Lea quietschte und machte ein paar Schritte zurück: »Ich hasse Schnecken, ich hasse Schleim. Lass uns gehen.«

Klara sah sich um, am anderen Ende des Spielplatzes saßen zwei Familien auf Decken, sonst war es noch leer. Später sollte mehr los sein, am späten Nachmittag tummelten sich immer so viele Kinder hier, dass man beim Wasser und an der Schaukel anstehen müsse, hatte Kristins Mutter letztens beim Abholen vom Kindergarten zu ihr gemeint.

»Und wenn wir uns auf eine Bank setzen und wenigstens noch etwas essen?«

Lea überlegte einen Moment, nickte dann und griff nach der Picknicktasche. »Die Decke greife ich nicht mehr an.«

»Musst du auch nicht.« Klara sammelte die Decke, ihr Buch und ihre Sonnenbrille ein und folgte ihr zur nächsten Bank. Die Decke ließ sie neben der Bank fallen.

»Die Schneckenhäuser hat Papa im Frühling weggeworfen, weil sie staubig waren und gestunken haben«, sagte Lea und zog ein Käseweckerl aus der Tasche.

»Und das war gut so, weil ich nämlich vergessen habe, dass sie da waren, und mich sicher irgendwann erst gewundert hätte, was da stinkt«, ergänzte Klara.

Lea lachte und sah zum höchsten Kletterturm hinüber, wo ein Bub, der nicht viel größer war als sie, gerade versuchte, über eine Strickleiter bis zur Spitze zu kommen.

Klara nahm sich ein wenig Obstsalat aus der großen Dose in eine kleine Plastikschüssel, die Bananen waren alle schon braun geworden. Beim Nachhausekommen würden sie die gatschigen braunen Reste nur noch in den Biomist werfen, schade um die teuren Erdbeeren.

»Habe ich dir eigentlich schon mal erzählt, dass Lotte mich einmal eine Schnecke genannt hat?« Sie erzählte Lea von den Schneckenkönigen und wie Lotte gemeint habe, für sie sei Klara eine Schneckenkönigin. Lea verstand nicht, schließlich habe sie Arme und Beine und nichts Schleimiges an sich.

»Ich glaube, sie meinte, weil ich manchmal so seltsam krank bin, so langsam und müde«, versuchte Klara zu erklären.

»Du sagst doch immer, Lotte ist auch müde. Mütter sind eben müde.«

»Mütter sind eben müde« könnte sie oder Lotte wirklich gesagt haben. Ihre eigene Mutter hätte so etwas nie gesagt.

Lea ließ den Buben nicht aus den Augen, mittlerweile hatte er es bis zur Spitze geschafft, wo ein Korb hing, in den er kletterte. Er heulte triumphierend auf und winkte den anderen beiden Kindern zu, die daneben im Sand spielten.

»Ja, aber bei mir ist es anders. Es müssen doch nicht alle manchmal den ganzen Tag über in einem abgedunkelten Raum liegen und sind zu müde, um ihre Kinder abzuholen.« Klara fragte sich, was sie da redete, wie schlimm sie es machen wollte. Was hätte sie davon, wenn Lea Angst bekäme?

»Aber das ist doch nicht immer so.«

»Nein, du hast recht. Zum Glück ist das nur selten so.« Klara schob die Bananenstücke in der Dose zur Seite. Wie sollte sie das noch besser erklären? Oder hatte Lea ohnehin schon verstanden, was sie verstehen wollte?

»Ich will da auch hinauf«, sagte sie, legte das angebissene Weckerl auf die Bank und lief davon.

Klara sah ihr nach. Lea mühte sich mit der untersten Ebene des Kletterturms ab, zog sich gerade über weit auseinanderliegende Querstreben aus Metall zur ersten Plattform hinauf. Der Bub oben im Aussichtskorb hatte sie schon entdeckt und rief ihr etwas zu. Klara war zu weit weg, um zu verstehen, ob er sie anfeuern oder davon abbringen wollte, zu ihm hochzukommen.

Warum konnte Lea ihr sagen, dass sie keinen Milchreis mehr essen wollte, aber ihrem Vater gegenüber sagte sie nichts und aß ihn weiterhin jedes Mal? Hatte Lea schon verstanden, dass es Matti wichtig war, sich zu kümmern, dass er etwas tun wollte und enttäuscht wäre, wenn man ihm das wegnähme?

Lea rutschte mit dem rechten Fuß von einem Seil ab, hielt sich aber mit beiden Händen an dem Seil darüber fest. Klara wollte schon aufspringen und hinübergehen, zumal sich auch der Bub oben weiter aus dem Korb beugte und wieder etwas rief. Mittlerweile war sie sicher, dass er Lea vertreiben wollte. Aber Lea konnte das gut für sich allein klären, wenn sie Hilfe wollte, konnte sie auch nach ihr rufen. Sie sah Lea dabei zu, wie sie unbeirrt weiterkletterte.

Beim Nachhausekommen würde sie die Waschmaschine doch starten, egal wie müde sie war. Sie sollte die Zeitungen wegwerfen und sich für morgen Abend etwas überlegen, das sie kochen könnte, irgendetwas mit Gemüse, war nicht noch Brokkoli zu Hause? Sie sollte nicht darauf warten, dass Matti nach Hause kam, ihnen beiden über die Köpfe strich und seinen Milchreis vorbereitete.

20

»Hast du die Schritte vom Bett bis ins Bad gezählt?«, fragte Lotte ins Telefon. Sie versuchte sich vorzustellen, was das bedeutete, dass sie sich kaum aufrichten konnte, dass ihr schwindlig wurde, wenn sie nur wenige Schritte machte, dass ihr Herz laut zu klopfen begann und sie schwitzte, wenn sie es bis aufs Klo schaffen wollte. Klara seufzte nur und sagte: »Ich bin zu müde, um dir das zu erklären.« Sie legte auf, bevor Lotte noch fragen konnte, wie sie ihr helfen könnte, wie es ihr die Mutter aufgetragen hatte.

Lotte schob ihr Handy unter das Kopfkissen und schaltete die Nachttischlampe aus. Aus dem Nebenzimmer konnte sie tappende Schritte hören. Gleich würde Anton neben ihrem Bett stehen und schwören, dass er nicht eingeschlafen war, nicht einschlafen konnte und schon die ganze Nacht an die Zimmerdecke starrte. Doch sie hatte nachgesehen, eine halbe Stunde nachdem sie ihn ins Bett gebracht hatte. Er hatte tief und fest geatmet.

Als sie die Nachttischlampe einschaltete, glitzerten Tränen in seinen Augen. »Ein großer Hund, der immer weitergewachsen ist, bis er so groß wie ein Bus war.«

Seine Albträume fügten sich nie zu Geschichten zusammen, es waren immer einzelne Bilder, von denen er erzählte. Sie hatte einmal versucht nachzufragen, als er von einer Herde Tauben in der Küche erzählt hatte. Wo war er gewesen, was hatte er gesehen, was war danach passiert? Er schien ihre Fragen nicht zu verstehen.

Kaum unter ihrer Decke, während sie sich an die Wand drückte, schloss er schon die Augen. Sie schaltete das Licht aus und dachte an ihren eigenen letzten Traum, den sie nur halb zusammensetzen konnte. Sie war vor einer hohen Glasscheibe gestanden, auf der anderen Seite ein Kind, das sie nicht zu sehen schien. Es starrte sie an, hob eine Hand an die Scheibe und begann mit dem Zeigefinger hin und her zu wischen. Sie klopfte gegen die Scheibe, doch es war nichts zu hören.

Sie merkte erst, dass sie auch wieder eingeschlafen sein musste, als Anton sie gegen das Schienbein trat und sie davon aufwachte. Ihr kam es so vor, als hätte sie den Traum nicht zum ersten Mal gehabt. Sie konnte sich an mehrere Kinder erinnern, die sie anzustarren schienen, sie aber hinter der Glasscheibe nicht sahen. Auf ihrer Seite war das Licht dämmrig grau. So weit sie nach links und rechts blicken konnte, sah sie nur eine kahle Fläche.

In der Früh wachte Lotte erst auf, als Anton ihr auf die Stirn tippte. »Warum umarmst du dein Handy?«

Ihr Handy lag an ihrer Seite, sie hatte die Hand schützend um es gelegt. »Ich habe noch etwas Wichtiges nachgesehen.«

»Im Schlaf?« Anton kniete neben ihr auf dem Bett und sah sie skeptisch an.

»Natürlich nicht.« Sie wollte nicht sagen, »das verstehst du noch nicht«, bei diesem Satz schrie er sonst auf und warf Türen zu, dass der Verputz abbröckelte. »Mir ist noch etwas eingefallen«, versuchte sie, »als du schon geschlafen hast.«

»Du musst auch schlafen«, stellte er fest und ging ins Badezimmer. Sie hörte ihm vom Bett aus zu, wie er das Wasser in der Dusche aufdrehte, laut pfiff, am Waschbecken mit Tuben und Zahnputzbechern klapperte. Sie schaute in ihre Nachrichten, Klara hatte ihr um 3:12 Uhr noch eine geschrieben, ein unscharfes Foto von Lichtstreifen. »Die Laterne wandert«, hatte sie nur darunter geschrieben.

»Was gibt es zum Frühstück?«, rief Anton von nebenan. Vielleicht war es Zeit, ihm zu erklären, dass sie sich in seinem

Alter selbst Frühstück gemacht hatte, dass sie selbst Brot abgeschnitten und Milch in die Müslischüssel gegossen hatte. Dass ihr niemand ein Platzdeckchen aufgelegt und am Wochenende zusätzlich noch Palatschinken oder Spiegeleier gemacht hatte. Dass sie am Wochenende oft auch nur mit ihrer Schwester am Frühstückstisch gesessen war und sie mit den Löffeln und Schalen nicht zu laut geklappert hatten, um die Eltern nicht aufzuwecken, die sich wieder einmal ausschlafen mussten. Sie hatte damals gedacht, nur in Filmen oder in der Werbung frühstückten Familien am Wochenende gemeinsam und ausgiebig, erst als sie das erste Mal bei einer Freundin übernachten hatte dürfen, hatte sie gesehen, dass andere das wirklich machten.

Sie hörte Anton in sein Zimmer hüpfen. Im Badezimmer hatte er bestimmt das Licht brennen lassen, den Duschvorhang nicht zurückgezogen, den nassen Vorleger nicht aufgehängt. Lotte stand auf.

Später fragte Anton plötzlich, ob er länger beim Vater bleiben dürfe. »Nur für eine Woche«, sagte er am Ende. Nie wollte er beim Vater bleiben, am Anfang hatte er sich sogar ein paar Mal geweigert, mit ihm mitzugehen, und sich am Türstock festgehalten.

Lotte verstand nicht, was er dort wollte, hatte ihm sein Vater am Ende doch die Konsole gekauft, die er seit Weihnachten unbedingt haben wollte? Sie hatten doch besprochen, dass er zu klein war, um noch länger vor dem Bildschirm zu sitzen.

»Was machst du denn eine ganze Woche dort?«, versuchte sie es noch einmal.

»Vergiss es.« Er sprang auf und lief in sein Zimmer, warf die Tür zu. Denk an die Nachbarn, wollte sie ihm hinterherrufen, wie ihre Mutter es ihr hinterhergerufen hatte.

Ihr Handy vibrierte, eine Nachricht von Antons Vater: »Ruf mich an.«

Sie ging in ihrem Kopf wieder die Liste durch. Sie wollte sich nicht anlegen, sie wollte nicht kleinlich sein. Aber sie wusste dennoch, wann er Anton zu spät abgeholt hatte, wann er sogar auf ihn vergessen hatte, als er ihm einen Zoobesuch versprochen hatte. Wie erleichtert er gewirkt hatte, dass er nun seine Freiheiten habe, so hatte er es einmal an der Tür ihr gegenüber genannt, mit glänzenden Augen, als wäre er leicht angetrunken. Als hätte er sich immer schon gewünscht, nur Teilzeitvater zu sein, maximal, als wäre die Kinderwunschbehandlung, überhaupt das Kind, rein ihre Idee gewesen.

Wie oft hatte er Treffen verschoben, was sie Anton gar nicht verraten hatte, sondern eine andere Erklärung dafür gefunden, dass die Großmutter ihn sehen wollte, dass sie doch noch diesen Film gemeinsam anschauen wollten. Ihn decken und an der Tür mit zusammengebissenen Zähnen auf ihn warten, damit war nun endgültig Schluss.

Anton wurde in seinem Zimmer laut, es klang, als werfe er Bücher zu Boden, Bälle, Hefte. Sein Vater rief nochmals an, sie starrte auf das Display, bis sein Name wieder verschwand. Warum hatte er das nicht zuerst mit ihr besprochen? Warum schickte er das Kind? Oder war es allein Antons Idee? Aber von der Kanutour hatte ihr Anton auch erzählt, obwohl er wusste, dass er noch nicht richtig schwimmen konnte.

Sie horchte, aus Antons Zimmer war nichts mehr zu hören, er packte wahrscheinlich eine schwere Sporttasche, die er gleich um die Ecke schleppen würde. Morgen Nacht würde sie vergebens darauf warten, dass Anton zu ihr kam, aus dem Halbschlaf noch einmal aufschrecken und nach seinen Schritten horchen, bis ihr einfiel, dass er bei seinem Vater übernachtete. Dort hatte er keine Albträume, zumindest erzählte er nicht davon.

21

Sie sahen genau gleich aus. Sie waren schmäler und kürzer als ihr kleiner Finger. Von oben strahlte sie ein Spot an, warf einen Lichtkreis um sie, auf das sonst leere Regalbrett. Sie konnten nicht genau gleich aussehen, es waren Zweige. Sie hatten weißliche Rinde, einen schwarzen Fleck, wo ein noch schmälerer Zweig oder ein Blatt angesetzt hatte, eine ausgefranste Oberkante, unten waren sie glatt abgebrochen. Birkenzweige. »Sie sind echt«, sagte Klara. Jemand hatte sie auf dem Waldboden gefunden, wie vierblättrige Kleeblätter.

»Unsinn.« Lotte trat näher an das Metallregal heran. Die dunkelgrauen Regale reichten bis an die Decke des Lagerraums, die Glühbirne in der Deckenlampe fehlte, nur der Spot leuchtete. Lotte trat zurück, musterte den schmalen Schriftzug, der mit Klebeband neben der Tür angebracht war. »Zwei Äste, 2007.« Laserdruck auf dünnem Papier, schon grau gebleicht, das Klebeband stand an den Ecken hoch. »Plastik«, sagte Lotte.

Klara beugte sich weiter nach vorne, in das Fach hinein. Auf dem Waldboden, zwischen feuchten Blättern, war nicht sofort zu erkennen gewesen, dass sie gleich aussahen. Jemand anderer hätte sie übersehen, wäre über sie hinweggestiegen. Sie wären liegen geblieben, Blätter darauf gefallen. Verrottung, Humus, Erde. Doch die Finderin ging in die Knie, hob sie auf, wischte Erdkrümel ab. Sie wickelte die Zweige in ein Taschentuch, steckte sie in ihre tiefe Jackentasche, zwischen die Steine und Halme, die sie schon aufgesammelt hatte.

Hinter ihr räusperte sich jemand, Klara zog den Kopf zurück, spürte die Kante des Regals an der Stirn, nur gestreift. Die Aufseherin sah sie streng an, sie schaute an ihr vorbei auf den Gang hinaus, im Raum gegenüber stand eine zerfließende Metallskulptur. »Entschuldigung«, sagte Lotte für sie. Die Aufseherin sagte nicht, dass sie zurückbleiben mussten, dass sie die Objekte nicht berühren durften. Das stand schon unten im Eingangsbereich an der Wand, in großen blauen Blockbuchstaben, sodass es eine Handlungsanweisung ebenso wie eine Installation sein konnte. Es waren keine Objekte.

Die Aufseherin ging weiter, ihre Schritte klopften dumpf auf den grauen Teppichboden. Lotte sah ihr nach, sie blickte in den nächsten leeren Büroraum hinein, nickte zufrieden. Am Ende des Ganges ein Notausgangsschild, darunter ein Hinweisschild zur Kantine. Nur noch Kulisse, für die Skulpturen und Bilder, die hier zehn Tage lang hingen.

Es waren keine Objekte, es waren Überreste von Lebewesen. Zwei Äste, das konnte bedeuten, dass sie viel größer gewesen waren, als sie gefunden wurden. Teile eines großen Astes, der gegen den Herbsthimmel stand, aus dem richtigen Winkel von unten war zu erkennen, dass zwei Zweige einander verblüffend glichen. Säge aus dem Rucksack geholt, mit Ächzen und Quietschen vom Baum abgetrennt. Astraub.

»Vielleicht ist einer davon echt«, Lotte legte ihr die Hand zwischen die Schulterblätter, wie die Mutter es bei ihr gemacht hatte, als sie noch klein gewesen war. »Der Linke sieht echter aus.«

Klara schaute von links nach rechts, zurück, sie sahen immer noch gleich aus. »Was daran ist echter?«

Lotte zog die Hand zurück, fuhr sich über die Augen. Müde bin ich, Känguru, dachte sie, die Mutter hatte es zu ihnen gesagt. »Nur so ein Gefühl. Lass uns weitergehen.«

Klara zog ihr Handy aus der Tasche, um ein Foto zu machen, entschied sich doch dagegen. Es würde nicht echt aussehen. »Es könnte sein«, sagte sie dennoch.

Lotte antwortete nicht, sondern zog den zerknitterten Plan

aus ihrer Jackentasche und deutete den Gang entlang. »Da geht es noch zwei Mal so lang weiter.« Sie überlegte, wie sie Klara überreden konnte, mit ihr die stickige Luft zu verlassen, nach draußen in die Sonne zu gehen. Würde sie dort endlich zugeben, wie es ihr ging, wenn sie geblendet die Augen zukniff?

Im nächsten Raum lag ein Fisch auf dem Boden, aus Beton gegossen schnappt er nach Luft. Ein älteres Paar stand knapp davor, er schob die Schuhspitze vor und zurück, als überlege er, den Fisch zu treten. Lotte ging um den Fisch und das Paar herum, sie betrachtete lieber Menschen als Kunst. Es konnte sein, dass nur einer von beiden echt war. Ein Ast, der einmal etwas bedeutet hatte, unter dem sie auf dem Weg zwischen den Gartenhütten jedes Mal durchgetaucht war, oder der beim Warten auf den Bus gegen das Wartehäuschendach geklopft hatte. Der abgebrochen langsam austrocknete, grau wurde. Nur ein Stück wurde zur Erinnerung aufgehoben und verdoppelt. Oder er war gar nicht von hier, stammte von einer Wanderung durch einen finnischen Birkenwald, von einem nasskalten Frühherbsttag. Ein Souvenir, das nicht untergehen sollte.

Lotte ging vor dem Fisch in die Knie, schaute ihm ins Maul. Er sah echter aus als die beiden Zweige, die im Spotlicht zu sehr glänzten. Mit Klarlack behandelt oder aus glänzendem Plastik hergestellt, sie kannte sich damit nicht aus. Vielleicht aus dem 3D-Drucker? Gleicher Bauplan? Alles ist klonbar, vielleicht hieß es das. Sie sah das Pärchen an: »Wollen Sie den kaufen?«

Die beiden gingen wortlos davon. Zwei junge Männer kamen herein, musterten sie und beachteten den Fisch nicht. Lotte ging so dicht an ihnen vorbei, dass sie zurückwichen. Klara folgte ihr den Gang entlang, der Teppichboden war ausgebleicht und roch nach Staub. Bald würde er herausgerissen werden, mit hässlichem Ratschen, die Schilder würden alle abmontiert werden, wenn die Kunstwerke wieder weg waren. Dann würden die Wände verschwinden, erst die Platten, die sie verkleideten, die Rohre dahinter. Traurige Metallskelette blieben übrig, bis ihnen Schweißgeräte zu Leibe rückten. Wenn nicht gleich die Abrissbirne kam, Löcher in die nackten Böden und die dünnen Wände schlug. Klara dachte nun auch, dass es eine Kopie war. In liebevoller Kleinarbeit nach dem Original gestaltet. Einen Zwilling schaffen, um die Besonderheit auch für andere sichtbar zu machen. Lotte schien besser zu verstehen, worum es ging, auch wenn es sie nicht kümmerte, welcher echt war.

Sie gingen an den nächsten Räumen nur vorbei, Ölmalereien in grellen Farben, eine Skulptur aus Plastikflaschen, die nach den Wänden griff. Ein kleiner Junge lief an ihnen vorbei, fuhr mit der Hand die Wand entlang, klopfte gegen die Türrahmen. Lotte wühlte in ihren Jackentaschen, wo hatte sie den Plan verloren? Sie brauchte ihn nicht mehr, hätte darauf nur die Räume abgehakt, die sie schon gesehen hatten. Klara hatte wie immer gar nicht auf den Plan gesehen und war einfach losgegangen.

Sie blickte zurück in den Gang. Eine Frau ging zu dem Lagerraum mit den Zweigen, sah nur im Vorbeigehen hinein. Sie stieg über den zerknitterten Plan hinweg. Oder beide waren falsch, nach einem echten Vorbild gemacht, gegossen oder geformt. Sorgfältig mit weißer Farbe überzogen, die schwarzen Flecken nach und nach aufgetragen, das obere Ende vorsichtig zurechtgefeilt. Es war wahrscheinlicher, dass sie nicht echt waren, echte Äste wären nach all den Jahren nicht so gut erhalten, längst vertrocknet, die Rinde hätte sich gelöst. Sie wären zerfallen, zu Spänen, zu Staub, oder wie zersetzten sich Zweige, wenn sie nicht im Waldboden aufgeweicht wurden, sondern auf einem glatten Regal liegen mussten? »Ich frage mich trotzdem, was sich die Künstlerin dabei gedacht hat.« Erst, als Lotte ihr in die Augen sah, merkte sie, dass sie das laut ausgesprochen hatte.

»Das ist doch nicht wichtig«, meinte Lotte. Sie ging den Gang entlang, dem Jungen nach, um die Ecke hörte sie ihn klopfen, dann stolpern. Dort lag er auf dem Teppichboden, zusammengekrümmt, aber leise.

Klara ging zu ihm, schnell, aber nicht zu schnell, vielleicht hatte er sich nicht verletzt, es tat ihm nichts weh, und sie würde ihn nur erschrecken. Aus dem Türrahmen, gegen den er als letztes geklopft hatte, trat eine alte Frau, sie beugte sich zu ihm hinunter. Schweigend ließ er sich von ihr auf die Beine stellen, schaute zu Boden. Die alte Frau sagte zu ihnen beiden: »Sie müssen besser auf ihn aufpassen.«

Bevor sie antworten konnten, ging die Frau zurück in den Raum, trat hinter einen langen Tisch, auf dem Folder und Kataloge ausgelegt waren, schrieb etwas auf einen Block, setzte sich auf einen Klappsessel. Der Junge starrte sie böse an, lief dann zurück in die Richtung, aus der er gekommen war. Lotte sah auf die lange Reihe an Katalogen und Foldern. Kein Ausstellungsstück, sondern eine Aufforderung. Die alte Frau sah zu ihnen beiden, zog ihren Sessel näher an den Tisch heran, schrieb auf ihren Notizblock. Lotte zog ihr Handy aus der Tasche, Klara ging am Tisch entlang. Fotos von braun-grünen Schlingpflanzen auf den Titelblättern, Schlingpflanzen, die Bäume erdrücken, Plastikfetzen sammelten. Lotte wollte ihr sagen, sie solle ihre Fingerspitzen bei sich behalten, aber sie hatte ohnehin die Hände hinter dem Rücken verschränkt.

»Jetzt ist er Ihnen schon wieder davongelaufen«, sagte die alte Frau zu ihr.

»Das macht er immer«, antwortete Lotte. Sie sah rasch zu Klara, erwartete, dass sie ihr zustimmen oder nicken würde, auf das Spiel einsteigen.

Klara sagte: »Er gehört nicht zu uns.« Die alte Frau schob die Folder vor sich näher zusammen: »Also so was.« Klara wandte sich ab. Sie könnten noch einmal zurückgehen, in den anderen Räumen erwartete sie sich nichts mehr.

Lotte hielt sie am Arm zurück: »Es ist keine Künstlerin, es ist ein Künstler. Er hat auch einen kurzen Text zu der Serie verfasst. Oder seine Galerie.«

Sie schüttelte Lottes Arm ab, die hinter ihr begann, den Text vom Handy vorzulesen, gerade so leise, dass sie es noch hören konnte, aber das Paar, das einige Meter weiter im Gang stand, nicht von ihnen Notiz nahm. Sie summte innerlich, wie immer, wenn Lotte so etwas machte. Sie spürte die Vibrationen im Rachen, am Gaumen, sie öffnete den Mund kaum. Sie hörte die Melodie, die erst falsch klang und sie dann an ein Kinderlied erinnerte, aber doch nicht ganz richtig war. So hörte sie fast nicht, wie sie lange, komplizierte Sätze vorlas, »Miniaturen« und »paradox« sagt, »Lebenswelt«, bis Lotte das zweite Mal »Miniaturen« sagte, sie hatte von vorne angefangen. »Hör auf«, sagte sie.

Lotte steckt das Handy weg: »Du machst es dir spannender, als es ist.« Klara machte es sich immer spannender, als es war. Starrte auf Flecken an der Mauer oder in Wolken, bis sie etwas wiedererkannte, was sie selbst hineingedacht hatte. Drehte sich staunend um und wollte, dass man es auch sah, beharrte darauf, wenn man ihr erklärte, dass es nur ein Fleck war, kein Käferabdruck.

Klara folgte Lotte über die breite Treppe in das Foyer, über dem Empfangstresen waren Löcher, wo einmal das Logo der Bank aufgehängt gewesen war. Hinter dem Tresen saß eine junge Frau zwischen Stapeln von Übersichtsplänen und gähnte. Zwischen Treppe und Drehtür waren Menschen stehen geblieben, schlugen die Pläne auf, Lotte drängte sich zwischen ihnen durch.

Auf dem Vorplatz legte Lotte den Kopf in den Nacken, über dem Bankgebäude waren goldene Luftballons festgebunden, die im Wind schwankten. Es war ihre Idee gewesen, hierherzukommen, damit Klara nicht einfach nur zu Hause blieb. Sie lag das ganze Wochenende über nur auf dem Bett und las nicht einmal in den Büchern, die sie um sich herum verstreut hatte. Wahrscheinlich würde sie auch dieses Semester wieder zu wenige Prüfungen machen, von einem Thema für die Diplomarbeit hatte sie noch gar nichts gesagt. Zum Kochen oder Aufräumen raffte sie sich nicht auf, beim letzten Besuch hatte sie einen ganzen Stapel Take-away-Boxen weggeworfen, die aufdringlich nach Sojasauce und Ingwer gerochen hatten. Sie legte Klara wieder die Hand auf den Rücken, doch die drehte sich weg: »Es ist doch egal, ob es ein Künstler oder eine Künstlerin ist.«

»Ist es nicht, wie kannst du das sagen?« Lotte trat näher an sie heran. »Glaubst du, es macht keinen Unterschied, ob ein Mann oder eine Frau nackte Regale aufstellt und künstliche Zweige auflegt?« Nun sprach sie so laut, dass sich auf dem Vorplatz mehrere Leute nach ihr umdrehten.

Klara bog nach links ab, in Richtung U-Bahn, Lotte ein paar Schritte hinter ihr. Während sie ihr folgte, sprach sie von Repräsentation und Natürlichkeit, um die Worte gleich darauf wieder in Frage zu stellen. An der roten Ampel blieben sie nebeneinander stehen, Lotte sah sie fragend an. Klara wusste nicht, worauf sie eine Antwort wollte.

»Lass uns noch einen Kaffee trinken«, meinte Lotte.

»Ich bin müde. Ich muss nach Hause.«

Sie waren erst seit einer Stunde zusammen unterwegs. Sie hatte Klara hier an der Station getroffen, obwohl sie mehrere Stationen lang denselben Weg hatten. Lotte deutete an der U-Bahn-Station vorbei: »Da vorne ist ein gutes Café, warst du da schon mal?«

Klara antwortete nicht. Die Ampel sprang auf Grün, Lotte stieß mitten auf dem Zebrastreifen an der Schulter mit einem Mann zusammen, er schrie auf, weil keiner von beiden auswich. Sie drehte sich nicht um, ging weiter neben Klara her.

Am Bahnsteig unten ging Klara bis nach vorne zur Kante, im Dunkeln konnte sie kaum die Schienen erkennen. Lotte lehnte sich gegen eine Plakatwand, beobachtete sie, bis sie wiederkam. Noch drei Minuten, bis die U-Bahn einfahren würde. »Vielleicht ist doch einer der Zweige echt.«

»Ich bin wirklich müde.« Sie merkte, dass Lotte sich aufrichtete.

Sie setzte zu einer Erklärung an: »Vielleicht geht es ja darum, dass wir das nicht mehr unterscheiden können und alles gleich aussieht.«

Klara nickte mit gesenktem Kopf. Ihr ging es um die Zweige, um den feuchten Waldboden, um die Finger der Künstlerin, die vorsichtig über die Zweige strichen. Um den Zufall, den es nicht geben durfte. »Wir lassen uns Künstliches als Echtes vormachen und erkennen den Unterschied nicht mehr.« Klara nickte wieder. Sie musste nicht summen, nur zur gelben Haltelinie vorne an der Bahnsteigkante sehen, damit Lottes Worte verschwammen.

Lotte sprach immer schneller. Klara hörte ihr wieder einmal nur halb zu, würde nicht antworten, auf den Boden sehen wie der sture Junge vorhin, mit dem sie nichts zu tun haben wollte. Sie würde nichts dazu sagen, aber sie würde auch nicht mehr nicken, damit hörte sie nach dem zweiten oder dritten Mal verlässlich auf.

Erst als die U-Bahn einfuhr, sah Klara wieder auf. »Bis bald.« Sie ging in den Waggon und sah die schwarze Tunnelwand an, die Türen standen noch sekundenlang offen hinter ihr. Als sie sich schlossen, drehte sie sich zu Lotte um, die schon ihr Handy aus der Tasche gezogen hatte. Klara winkte

Lotte zu, die nicht aufschaute, trat näher an die Glastür heran, um sie noch einen Moment länger zu sehen, ehe der Zug im Tunnel verschwand.

Lotte sah erst auf, als der Zug aus der Station verschwunden war. Sie glaubte nicht an den Text, den sie auf der Galerie-Webseite gefunden hatte, in dem es um diese oder doch um andere Zweige ging. Die nächste U-Bahn kam in wenigen Minuten, dann würde sie Klara folgen. Sicherheitsabstand. Manchmal wollte sie glauben, dass Klara sie herausfordern wollte, wenn sie sagte, dass die Zweige echt seien. Dass Klara nur wollte, dass man ihr widersprach, um auf dem Gegenteil beharren zu können. Aber wenn sie sich zurückzog, konnte das doch nur bedeuten, dass es ihr ernst war? Drei Minuten noch bis zur nächsten U-Bahn. Sie bekam Lust, noch einmal zurückzugehen und sich die Zweige, die Äste, korrigierte sie sich, noch einmal anzusehen. Doch sie blieb stehen, suchte auf ihrem Handy, fand ein Foto, es könnten ähnliche sein oder doch dieselben. Blasser sahen sie aus auf dem Foto, matt und leblos. Nicht so echt.

22

Die Mutter sprach von Kisten auf einem Dachboden, den ihre Wohnung nicht hatte. Sie schilderte Klara am Küchentisch, was in den Kisten alles zu finden sei, gestikulierte zwischen Stapeln von Sonntagszeitungen und Werbezetteln über Zinnfiguren und Meißener Porzellan. Die Figuren seien zerkratzt, einigen fehlten Arme oder Beine, die Waffen abgebrochen. Zwischen Küchenfenster und Stalltür hätten Kinder damit Kriege ausgefochten, sie in einer Lacke ertränkt und über einen Ameisenhaufen stürmen lassen.

Bei ihnen hatte es nie Zinnfiguren gegeben, soweit Klara sich erinnern konnte. Als sie noch Kinder gewesen waren, hatte die Mutter oft gesagt: »Bei uns gibt es nichts zu erben.« Lotte hatte sie einmal gefragt, ob das eine Familientradition sei. Die Mutter hatte lachen müssen und dann gesagt, dass sie das Erbe ihres Vaters nicht angetreten sei, wegen seiner Schulden. Lotte hatte sich mit der Antwort zufriedengegeben, nur Klara hatte mehr wissen wollen. »Dass vom Großvater nichts übrig ist, keine Fotoalben, keine Sparbücher, keine Kuckucksuhr.« Klara hatte sich vorgestellt, dass die Bank alles bekommen hatte, wegen der Schulden des Großvaters, und dass die Kuckucksuhr nun im Büro des Bankdirektors hing.

»Welcher Dachboden?«, fragte Klara.

Ihre Mutter erklärte, dass sie bei der Großtante alles ausräumen hatten müssen, nicht einmal die Hirtenfigur aus Porzellan habe sie dafür bekommen. Sie erinnerte sich an die schimmelnden Schuhe, an die Bücher, die aneinanderklebten. Sie sagte, der Geruch von modernden Zeitungen steche ihr wieder in die Nase. Sie nieste und schob die Zeitungen vor sich an den Rand des Tisches, die Resopalplatte war auch hier an der Kante schon zerkratzt. Eines der Kinder musste das getan haben, heimlich und mit spitzen Fingernägeln. Wahrscheinlich war es Anton gewesen, er wippte immer nervös, dass die Eckbank quietschte.

Klara sah der Mutter zu, wie sie die Zeitungen und Zettel stapelte, den Stapel dann doch wieder auseinanderzog. Auf der obersten Zeitung stand ein Datum von vor zwei Jahren. Sie wusste nicht, wie Meißener Porzellan aussah. Weiß natürlich, aber welche Muster, knallige Blumen, blaue Früchte, grüne Reiter? Matti könnte das wissen, seine Mutter hatte Tassen und Teller mit rosa Blumen und blauen Figuren darauf in der Vitrine stehen. Sicher war sie, dass alle es für wertvoll hielten, weil vor Jahrzehnten viel Geld dafür bezahlt worden war. Auch wenn es nur im Schrank gestanden war, keine Kratzer auf den Tellern, keine abgeschlagenen Ränder an den Tassen hatte, war es nichts mehr wert. Es war zu viel davon übrig geblieben in Schränken und Vitrinen. Das gute Porzellan enttäuschte nur noch die Enkel.

»Du hörst mir nicht zu.« Die Mutter ging zum Herd hinüber und rührte in dem großen Topf um, sie kochte Suppe oder Eintopf, den ganzen Vormittag schon. Es roch schwach nach Gemüse und fad.

Klara musste überlegen, was sie eigentlich fragen wollte. Es ging um die Sparbücher, Lotte macht sich Sorgen, dass die Mutter sie in der Wohnung versteckte, zwischen Büchern oder in alten Keksdosen, und am Ende nicht mehr fand. Sie könne die Mutter nicht fragen, dann wäre sie gekränkt, aber Klara würde schon einen Weg finden. Weshalb Lotte sich Sorgen machte, dass die Mutter vergesslich werde, hatte Klara nicht verstanden. Die Mutter schien sich immer besser zu erinnern als sie selbst.

»Aber beim Matti gibt es bestimmt was zu erben«, sagte Marianne in den Topf hinein. Matti blieb bei ihr immer in der Küchentür stehen, er sah sich höflich um und nickte mit gefalteten Händen. Er aß ihren Topfenstrudel und erwähnte, dass es den bei ihnen zu Hause nie gegeben habe.

»Matti erbt selbst, davon habe ich ja nichts.« Wie kam die Mutter darauf, hatte Lotte etwas erwähnt? Sie hatte seltsame Ideen über Matti, machte sich über seine sauberen Sneaker lustig und darüber, dass er gern über Investitionen redete, für die er kein Geld hatte. Klara hakte nach: »Wo ist das Porzellan, von dem du gesprochen hast?«

»Bleibst du noch zum Essen?«

Klara sah auf die Uhr, wiegte den Kopf hin und her. Sie hatte letzte Woche schon versprochen, zum Essen zu bleiben, dann war der Anruf vom Kindergarten gekommen. Sie nickte.

Als ihre Mutter zwei Suppenteller vor ihr abstellte, drehte sie sie um und suchte einen Stempel. »Made in GDR« stand auf den abgeschlagenen weiß-grünen Schüsseln. Kein Porzellan natürlich, billige Keramik, aus der sie auch vor dreißig Jahren schon Suppe gegessen hatten. Die Mutter hatte dennoch immer gejammert, wenn eine zu Bruch gegangen war. Drei waren noch übrig.

»Was machst du da?«

Klara zuckte zusammen, stellte den Suppenteller wieder ab: »Nichts, ich habe nur nachgedacht.«

Die Mutter schüttelte den Kopf und drehte sich wieder zum Topf.

»Ich will gar nicht übers Erben reden«, stellte Klara fest. »Da geht es mir zu viel ums Sterben und am Ende streitet man sich um Teekannen, die vorher niemand wollte.«

»Um welche Teekanne willst du dich denn mit Charlotte streiten?«

Sie dachte einen Moment nach: »Wenn es eine Teekanne gäbe, würde ich sie Lotte überlassen.«

Sie saßen einander gegenüber und aßen schweigend. Marianne dachte über Testamente nach, die anderswo geschrieben wurden. Über Töchter, die enterbt wurden, Mütter, die aufschrieben, was vom Vater noch da war. Plötzlich fiel ihr ein, wie sie damals vom Begräbnis nach Hause gekommen war.

An der Garderobe hingen noch seine Mäntel, der abgewetzte dunkelgrüne, der schwarze Regenmantel, ein beiger dünner Sommermantel, der seit Jahren nicht mehr getragen worden war, ein zweiter Sommermantel in Senfgelb, der bestimmt schon zwanzig Jahre alt war. Wer sollte damit schon etwas anfangen können? Sie nahm den dunkelgrünen Wollmantel vom Haken, nicht einmal der Caritas wollte sie den mehr geben, am Kragen oben war der Stoff durchgewetzt, das Futter innen gerissen. Die Mädchen würden sich nichts mehr aussuchen, sondern ihr nur beim Wegwerfen helfen, in Plastiksäcke stopfen, was nicht mehr brauchbar war.

Sie nahm die Wollhaube und den dunkelbraunen Hut von der Ablage darüber, vielleicht wollte eine von ihnen doch ein Erinnerungsstück, ihn sich zu Hause an die Garderobe hängen. Carina traute sie auch zu, dass sie den Hut sogar tragen würde. Doch auch der war innen abgewetzt, glänzte unangenehm speckig, sie legte ihn schnell zurück.

Sie dachte an das eine große Sparbuch, das sie nicht gefunden hatte. Hatte er es vor ihr versteckt oder hatte er es aufgelöst? Aber was hätte er damit gekauft? Kurz malte sie sich aus, dass in einer heimlich angemieteten Garage ein Oldtimer stand, ein Cabrio mit dunkelblauer Lackierung und quietschendem Faltdach, das nur ab und an poliert worden war und alle paar Wochen für eine Runde um den Block gefahren wurde. Doch dafür hatte er nicht genug Fantasie gehabt.

Sie beschloss, gleich einen von den schwarzen, großen Müllsäcken aus der Abstellkammer zu holen. Wenn sie auf die Mädchen wartete, konnte sie lange warten.

»Was ist denn? Du isst ja gar nichts?« Sie zuckte zusammen, Carina saß ihr gegenüber und sah sie besorgt an.

»Nichts, ich habe nur an ein Sparbuch gedacht, das ich nie gefunden habe. Sonst hätte ich groß wegfahren können, nach Paris oder Rom vielleicht.«

»Wann? Wo hast du es verloren? Soll ich dir suchen helfen?«

Brauchte Carina etwa Geld? Oder machte sie sich wirklich Sorgen um sie?

»Das ist Jahre her.« Sie rührte in ihrer Suppe um. »Es ist mir nur gerade eingefallen, es war gleich nach dem Begräbnis.«

»Wolltet ihr nicht zusammen wegfahren?« Konnte sie sich nicht vorstellen, dass sie auch ohne Hans weggefahren wäre? Dass es ohnehin schwer gewesen wäre, Hans von seiner Bierrunde, seinem Spazierweg durch den Park und dem immergleichen Ausflug mit dem Bus zur Warte hinauf loszubekommen?

»Ich kann mich nicht mehr erinnern, das ist zu lange her. Iss doch deine Suppe auf, sonst wird sie kalt.«

Sie löffelten schweigend aus.

23

Am Mittwoch wieder die alte Frau mit dem dunkelgrünen Mantel, die kurz nach ihr zur Tür hereingekommen war. Die Sprechstundenhilfe hatte sie mit Namen begrüßt, aber hinter der Theke gemurmelt, sodass Klara nur sicher war, dass der Name auf »-meier« endete. Frau Meier zog ihre Maske über der Nase zurecht und nickte ihr zu, als sie in den halb offenen Warteraum trat, nicht, weil sie sie wiedererkannt hatte, sie nickte auch den anderen Wartenden zu, in jede Himmelsrichtung einmal. Sie setzte sich, ohne ihren Mantel auszuziehen. Auch beim letzten Mal hatte sie ihn anbehalten, und Klara war sicher, sie mindestens einmal davor schon gesehen zu haben, als sie die Ordination gerade verlassen hatte, ein wenig zitternd an der Wand abgestützt.

Die Stimme des alten Mannes in der Strickweste riss sie aus ihren Gedanken. Er wünschte der Sprechstundenhilfe laut einen guten Tag und fügte hinzu, dass er die Rezepte für seine Frau wieder brauche. Die Sprechstundenhilfe seufzte: »Da hätten Sie auch anrufen können und gleich in die Apotheke gehen.« Er nickte, aber es wirkte nicht so, als hätte er sie verstanden. Klara glaubte sich an ihn zu erinnern, aber es konnte auch ein anderer Mann in Strickjacke gewesen sein, davon gab es bei jedem Arztbesuch mindestens einen. Manchmal kamen sie auch mit ihren Frauen gemeinsam, atmeten laut durch den Mund und hatten nicht einmal ihre Geldbörse bei sich, alles hatte die Ehefrau in der Handtasche verwahrt.

Sie sah auf die Uhr, eine halbe Stunde schon. Bei ihrem alten Hausarzt hatte sie nicht warten müssen, die Sprechstundenhilfe hatte ihr die Krankschreibung direkt am Schalter gegeben. Aber der neue bestand darauf, dass er das ordentlich machen müsse, eine Krankschreibung übers Telefon kam für ihn gar nicht in Frage. So viel Zeit müsse sein, dass sie ihm kurz erkläre, wie es ihr gehe. Beim letzten Mal hatte sie gedacht, er würde sie ihr erst gar nicht geben, so lange hatte er nachgefragt, als sie ihm von ihren Schmerzen erzählt hatte. Ihre Befunde vom letzten Jahr hatte er sich dennoch nicht ansehen oder einscannen wollen, wenn die Leukozyten zu niedrig gewesen seien und dann wieder besser, brauche er das nicht, meinte er.

Sie zog vorsichtig die Schultern hoch, der Schwindel war nur ein schwacher Schleier, aber ihre Hände zitterten und sie fühlte sich immer noch, als hätte jemand ihren Nacken eisern gepackt und ließe nicht locker. Der Griff strahlte in feinen Bahnen in den Kopf hinauf, und nach unten zogen sich über die Wirbelsäule Schmerzfäden wie dünne Stahlseile entlang. Dagegen hatten die verschriebenen Schmerzmittel noch nie geholfen.

Neben ihr hustete eine dicke Frau laut und lange in ihre Maske, das Mädchen auf dem Sessel daneben zischte ihr etwas zu. Klara verstand die Sprache nicht, offenbar war dem Mädchen die Mutter peinlich. Es drehte sich noch weiter zur Mutter, als es Klaras Blick bemerkte. Klara sah zu Boden.

Sie schaute auf die Uhr, in zehn Minuten würde die Besprechung beginnen, sie hoffte, dass Anna auch ohne sie alles präsentieren konnte und sich in dem E-Mail zurechtgefunden hatte. Sie hatte nur in Stichpunkten getippt, sicher Fehler gemacht, den einen oder anderen Punkt einfach abgebrochen. Der Bildschirm hatte vor ihren Augen geflimmert, dass ihr die Augen tränten, sie hatte es nur mit halbem Auge geschafft, sich ihre Nachricht noch einmal durchzulesen. Die anderen kannten das bereits, dass Klara manchmal in letzter Minute absagen musste, manche schienen sich auch daran gewöhnt zu haben, um sie herum zu planen, sie gar nicht mehr zu fragen, ob sie etwas übernehmen konnte. Mit Anna war ihr das noch nicht passiert.

»Ist das Ihre Tasche?« Vor ihr stand mit verschränkten Armen eine Frau im Blazer, die Haare hochgesteckt, die Maske saß auf der Nasenspitze, ein kritischer Blick auf die große Einkaufstasche auf dem Sessel neben Klara gerichtet.

»Nein«, Klara deutet nur auf den Stoffbeutel zwischen ihren Beinen. Sie wusste nicht, wem die Tasche gehörte, der Platz daneben war frei. Es waren auch noch mehrere andere Sessel im Warteraum frei, warum wollte die Frau ausgerechnet diesen Sessel haben? Oder empörte sich die Frau grundsätzlich darüber, dass jemand einen Sessel blockierte?

»Wem gehört denn die Tasche hier?«, fragte sie laut, niemand reagierte, Frau Meier nickte nur wieder. Die Frau im Blazer stieß einen empörten Laut aus und ging zurück zur Sprechstundenhilfe. Sie beschwerte sich, dass jemand seine Tasche vergessen habe. Die Sprechstundenhilfe versprach, sich sofort darum zu kümmern, aber da klingelte schon wieder das Telefon.

Noch einmal sah Klara auf die Uhr. Ihre Chefin erwartete die Krankmeldung bis Mittag. »Zum Krankmelden bist du ja nicht zu krank, oder?«, hatte sie das letzte Mal gesagt. Eigentlich müsste sie eine offizielle Krankmeldung erst am dritten Tag bringen, aber sie brachte sie freiwillig immer schon für den ersten Krankheitstag. Schwarz auf weiß musste es stimmen, dass sie krank war. Schließlich wollte sie bleiben, nicht wieder wegen Fehlern, die sie nicht gemacht hatte, zum Gespräch gebeten werden, dabei zusehen, wie ihr Projekte entzogen wurden, für die sie bis spät in der Nacht noch Tasks nachgearbeitet hatte. Sie wollte nicht, dass sie schließlich selbst aussprechen musste, dass sie wohl nicht mehr ins Team passte, dass ihr alles ein wenig zu viel geworden war, und dabei allen die Erleichterung ansehen können. Auswendig wusste sie ihren Kontostand nicht. Aber das Warten auf das AMS-Geld und sich drei, vier Monate lang bewerben, bei der Frage nach dem Kündigungsgrund etwas von Überlastung murmeln und dabei versuchen, entschlossen dreinzusehen, konnte sie sich nicht noch einmal leisten.

Klara hörte ihre Schultern knacken, sie richtete sich auf, sank wieder in sich zusammen. Im Rücken spürte sie immer noch die feinen Stahlseile. Sie hoffte einfach nur, dass ihr nicht im Sitzen so schwindlig werden würde, dass sie umkippte. Bei der Blutabnahme im November war ihr das zum letzten Mal passiert, sie hatte nur noch sagen können, dass sie nicht mehr sitzen konnte. Die junge Laborassistentin war bleich geworden, hatte sich entschuldigt, dass sie keine Liege mehr hatten, dass sie Hilfe holen wolle. Dann hatte sie die Tür hinter sich zugezogen, und Klara war langsam vom Sessel auf den hellgrünen Laminatboden gerutscht.

»Sind Sie das? Sie sind dran, haben Sie nicht zugehört?« Ein alter Mann zwei Sessel weiter hatte sich zu ihr gebeugt und fuchtelte mit der Hand vor ihrem Gesicht herum. Als Klara nicht reagierte, fragte er sehr laut: »Hören Sie mich?«

Alle im Warteraum starrten sie an, die Tür zum Behandlungszimmer stand offen. Klara wusste nicht, ob sie wirklich aufgerufen worden war, doch niemand anderes stand auf. Hastig zog sie ihren Stoffbeutel in die Höhe. Im Vorbeigehen murmelte eine alte Frau in ihre Richtung: »Da müssen wir schon so lang warten, und dann lassen die sich auch noch Zeit.«

Als sie die Tür zum Behandlungszimmer hinter sich zuzog, dachte sie, dass sie genau diesen Satz in genau dieser Betonung schon einmal gehört hatte. War es dieselbe Frau gewesen, die ihn schon einmal zu ihr gesagt hatte? Es würde wieder passieren, in einer Woche oder erst in fünf. Frau Meier, die nickend das Wartezimmer betrat, der Mann in Strickjacke, der die Rezepte für seine Frau abholen wollte. Sie selbst, wie sie sich Worte zurechtlegte, dass sie nicht arbeiten könne mit dem Flimmern vor den Augen und den ziehenden Schmerzen im Rücken.

Der Arzt sah nicht auf, als die Tür zuklickte. Er tippte noch auf seinem Computer, murmelte eine Begrüßung und deutete ihr, dass sie gegenüber Platz nehmen solle. Er wandte sich nur halb zu ihr, als er fragte: »Wie geht es Ihnen denn heute?« Sie sagte ihre vorbereiteten Sätze auf, er seufzte, wie es ihr denn psychisch gehe, ob sie sich wohlfühle. Sie spürte ihr Gesicht heiß werden und schon die Tränen in den Augenwinkeln, schluckte sie herunter. Wenn sie weinte, hätte sie verloren. »Gut«, antwortete sie nur.

24

Lotte stand im Gang vor dem halb vollen Wäschekorb und faltete umständlich einen Pullover zusammen, als Klara in die Wohnung kam. »Die Wäsche wird trotzdem nicht weniger«, sagte sie.

»Lass das doch liegen«, sagte Klara.

Lotte ließ den Pullover zurück in den Wäschekorb fallen. »Das war ein Scherz. Ich musste diese Woche erst einmal waschen. Und es war auch egal, ob das T-Shirt mit Tigerstreifen oder die einzige coole Jeans sofort gewaschen wird, weil niemand sie am nächsten Tag gebraucht hat.« Sie schien abzuwarten, ob Klara lachte, doch sie schüttelte nur den Kopf. Lotte fügte gekränkt hinzu: »Zieh dir bitte die Schuhe aus.«

Erst jetzt fielen Klara die Erdkrusten an beiden Schuhen auf, auf dem linken klebte auch ein Blatt am Schnürsenkel. Sie sahen aus, als wäre sie in den letzten Wochen ständig auf schlammigen Waldwegen unterwegs gewesen, dabei hatte sie es höchstens dreimal geschafft, allein spazieren zu gehen, einen müden Umweg durch den kleinen Park auf dem Rückweg von der Arbeit. »Hätte ich ohnehin gemacht.« Sie quetschte ihre Schuhe neben Lottes und Antons Gummistiefel auf die Abtropftasse neben der Tür.

»Willst du einen Kaffee?« Lotte war schon in der Küche, Klara hörte Tassen klirren.

»Danke, so spät trinke ich keinen mehr.«

»Es ist doch noch nicht so spät.«

Neben dem Wäschekorb lagen zwei Jacken von Anton auf dem Boden. Hatte Lotte schon angefangen, seine Sachen auszusortieren? Am Telefon hatte sie nur gesagt, dass Anton ausgezogen war oder ausziehen wollte, Klara hatte nicht verstanden, ob er es nur angekündigt hatte oder schon bei Markus eingezogen war. Sie war sich auch unsicher, ob der Streit, von dem Lotte gesprochen hatte, gestern oder schon letzte Woche passiert war. Mit Markus stritt sie sich nicht mehr, da war Klara sich sicher. Das führe zu nichts, er grabe dann immer alles wieder aus, bis zur abgesagten Hochzeit und den umsonst gekauften genagelten Schuhen.

In der Küche war nur ein Sessel frei, auf den anderen stapelten sich Prospekte, Geschirrtücher und mehrere Kisten. Klara setzte sich und schob den Sessel an die Wand zurück, auf dem Tisch vor ihr standen Sektgläser, Weingläser und zwei Töpfe mit Essensresten. »Mistest du aus?«

Lotte antwortete nicht, sie sah konzentriert auf den Kaffeekocher auf dem Herd vor sich, als würde das den Kaffee schneller kochen lassen. Erst als sie die volle Tasse vor Klara auf den Tisch stellte, sagte sie: »Er hat heute nicht einmal selber angerufen. Er hat seinen Vater anrufen lassen, der sollte mir ausrichten, was er bis nächste Woche noch braucht. Offenbar haben sie beide geglaubt, ich bringe ihnen die Sachen heute noch vorbei.«

»Was ist denn passiert?«

»Nichts. Ich weiß nicht. Anton hat nur gesagt, dass er zu seinem Vater ziehen will. Er wollte mit mir nicht weiter darüber reden, als wäre das schon beschlossene Sache.«

»Und was sagt sein Vater dazu?«

»Nicht viel. Er behauptet, sie hätten das vorher nicht besprochen, aber für ihn wäre es in Ordnung.«

»Und was machst du jetzt?«

Lotte hob ein Sektglas auf und hielt es gegen das Licht. »Abwarten. Ich glaube, dass er sich das bald anders überlegen wird oder dass sein Vater es sich anders überlegt. Noch bin ich nicht sicher, wer zuerst aufgibt.«

Klara atmete auf. Auf dem Weg hierher hatte sie Gedanken

gesponnen, Lotte könnte Antons Zimmer schon vollständig ausgeräumt haben, die Wände mintgrün angestrichen, sich ein Arbeitszimmer mit einem schmalen Schreibtisch und zwei Landschaftsbildern eingerichtet haben.

»Ich habe diese Woche schon zwei Romane zu Ende gelesen, ich kann mich nicht erinnern, wann ich das letzte Mal zum Lesen gekommen bin. Ich habe sogar überlegt, ob ich nicht wieder einen Fernseher brauche.«

Also dachte sie vielleicht doch schon über mintgrüne Wände nach. Klara traute sich nicht zu fragen, ob sie schon etwas weggeworfen hatte, ein staubiges Raketenmodell oder alte Kuscheltiere. Sie nahm doch einen vorsichtigen Schluck Kaffee. »Wann soll er denn wieder zurückkommen?«

»Übermorgen gehen ihm wohl die Unterhosen aus und das Deutschbuch, das er für einen Test nächste Woche braucht, liegt auch in seinem Zimmer.«

Klara ging im Kopf Vorschläge durch, ein Treffen zu dritt, ein Treffen an einem neutralen Ort. Gab es jemand anderen, der in Ruhe mit Anton darüber reden könnte, was los war? Sie war sicher, Lotte würde jeden Vorschlag ablehnen, sie hatte festgelegt, dass Anton von selbst zurückkommen musste.

Lotte stellte die Sektgläser in den Schrank neben der Abwasch zurück und legte zwei der Geschirrtücher von einem Stapel auf den anderen. »Irgendwie habe ich es immer schon geahnt«, sagte sie plötzlich sehr leise.

»Was denn?«

»Dass er lieber bei seinem Vater wohnen will. Dass er irgendwann beschließen wird, zu ihm zu ziehen, weil er das für einfacher hält.«

»Das ist doch Unsinn.«

»Jetzt tu nicht so. Spätestens, wenn er in die Pubertät kommt, will er hier weg, mit seinem Vater ist ja scheinbar alles einfacher.«

Klara schob die Kaffeetasse von sich: »Aber doch nur scheinbar. Er ist doch intelligent genug, dass er das versteht?«

»In fünf Jahren frühestens wird er einsehen, dass er sich auf seinen Vater nicht verlassen kann, aber jetzt ist es einfach zu verlockend.« Lotte gab sich Mühe, gleichgültig zu klingen, aber sie nahm wieder ein Geschirrtuch zur Hand, drehte es zwischen den Fingern. Klara stand auf und berührte sie an der Schulter, wollte sie umarmen. Lotte wich zurück. »So ist das eben.«

»Bist du traurig?«

»Was ist das für eine Frage? Wie würde es dir gehen, wenn Lea auf einmal ausziehen will?«

»Sie ist doch noch zu klein dafür.«

Lotte ging wieder in den Gang hinaus und fing an herumzuräumen. Es klang, als würde sie Jacken und andere Kleidungsstücke auf den Boden werfen.

»Kann ich dir irgendwie helfen?«

»Stell keine dummen Fragen mehr, das würde helfen.«

Klara machte ein paar Schritte vor und zurück in der Küche, in der Abwasch stapelten sich schmutzige Teller, daneben standen eine aufgerissene Müslipackung und eine Tasse mit mehreren Teebeuteln darin. Durch die Tür zum Arbeits- und Schlafzimmer konnte sie sehen, dass Lotte ihr Bett zerwühlt gelassen hatte, auf dem Boden davor lagen Socken und ein zerknülltes T-Shirt.

Wann hatte sie Anton das letzte Mal gesehen? Vor ein paar Wochen, zu Lottes Geburtstag, war er schweigend und mit am Hinterkopf wirr abstehenden Haaren am Küchentisch gesessen, hatte mit der Gabel ein Stück Schokokuchen zerdrückt und war dann in seinem Zimmer verschwunden.

»Vielleicht wären zwei Kinder doch besser gewesen?« Lotte blieb in der Küchentür stehen und hatte über jeden Arm zwei Jacken gelegt.

»Bitte?« Klara dachte, noch einmal mindestens zwei Jahre lang nicht durchschlafen können, noch jemand, der Wassergläser umstoßen und volle Teller angewidert von sich schieben würde, der das Pyjamaoberteil umdrehte und dann aus dem Zimmer warf, zwei hohe Stimmen, die nicht nur gegen sie selbst, sondern gegeneinander anreden würden. »Wolltest du ein zweites Kind?« Sie konnte sich nicht vorstellen, dass Markus ein zweites Kind gewollt hätte, nachdem er ungefragt und viel zu oft davon angefangen hatte, dass niemand sich vorstellen könne, was es koste, ein Kind zu bekommen. Sogar mit Anton an der Hand hatte er das noch oft erzählt, während das Kind, auch wenn es noch nicht sprechen konnte, mit offenem Mund zu ihm hochgesehen hatte.

Lotte setzte an: »Ich wollte nicht noch mehr allein machen. Ich wollte nicht noch länger zu Hause hocken. Aber alle Kinder wünschen sich Geschwister, oder?«

»Du bist die Ältere von uns.«

Jetzt endlich lachte Lotte und ließ die Jacken fallen. »Dann hätte ich sie im Kabinett stapeln müssen, wenn ich mich von ihrem Vater getrennt hätte. Ein Stockbett, eineinhalb Schreibtische, oder gleich Schreibtische in der Küche, kein Platz für Lego mehr.«

Klara stellte sich zwei kleine Antons vor, die mit zerwühlten Haaren von links und rechts zu Lotte ins Bett gekrochen kamen, zwei Taschen im Vorzimmer, in die sie vor dem Wochenende gefaltete T-Shirts mit Superheldenmotiven und zerknitterte Unterhosen einschlichten musste. Zwei schmale Kinder, die Schokokuchen zerdrückten und nur einander zunickten, aber nicht mit der Großmutter sprachen, die fragte, ob ihnen der Kuchen nicht schmeckte. Der Ältere verdrehte schon die Augen, wenn die Mutter etwas über die Brösel auf seinem T-Shirt sagte. In stummem Einklang verschwanden sie im Kinderzimmer, schafften es dennoch, die Tür laut zu schließen, ohne sie zuzuwerfen. Das würde Lotte auch nicht helfen.

»Aus denen ist er ohnehin rausgewachsen«, sagte Lotte und stieg über die Jacken hinweg, um sich selbst auch einen Kaffee einzuschenken.

25

Ihre Mutter tat so, als wäre Lotte monatelang nicht zu Hause gewesen, und backte eine Sachertorte für sie. Klara konnte sich nicht erinnern, wann die Mutter das letzte Mal gebacken hatte, ohne dass es einen Geburtstag zu feiern gab.

Lotte saß auf der Küchenbank und beantwortete geduldig alle Fragen ihres Vaters zum Studium und zur WG. Klara war überzeugt, dass sie sich einige der Antworten einfach nur ausdachte, weil es gar nicht sein konnte, dass Lotte so viele Lehrveranstaltungen belegte und alle davon interessant und sinnvoll fand. Sie dachte sich bestimmt auch nur aus, dass es das verrauchte Café mit dem dunklen Holztresen im Hauptgebäude der Universität noch gab, wo der Vater schon Bier getrunken und dazu Mannerschnitten gegessen hatte. Als Klara fragte, ob denn gar nichts schwierig oder langweilig sei, fragte der Vater, ob sie schon alle Hausübungen erledigt habe.

»Mathematik sicher noch nicht«, meinte Lotte.

»Stimmt das?« Die Mutter kam aus dem Bad und trocknete sich die Hände am Geschirrtuch ab.

Klara ließ den Teller mit dem Kuchenstück unberührt stehen und ging zurück in ihr Zimmer. Tatsächlich hatte sie noch keine von ihren Hausübungen erledigt, sie wartete darauf, dass der Sonntagnachmittag langsam in den Abend überginge und sie sich von der Dämmerung dazu gezwungen fühlte, endlich anzufangen.

Lotte hatte nicht richtig ausgepackt, nur einen Pyjama und ihre Zahnbürste herausgenommen, und die rote Tasche dann mitten auf dem Bett abgestellt, das schon längst zu Klaras Sofa oder einem Gästebett hätte werden sollen, aber immer noch Lottes Bett war. Klara zog die Tasche vorsichtig auf, es schienen keine Bücher oder Mitschriften drinnen zu sein, nur gefaltete Kleidungsstücke und ein Stoffbeutel, als wollte Lotte einige Tage lang bleiben. Musste sie morgen nicht wieder auf die Uni?

Seufzend setzte sie sich an den Schreibtisch und kramte in dem Stapel Hefte nach ihren Mathematiksachen. Sie schlug ihre Mitschrift der letzten Stunde auf und starrte auf die Gleichungen. Es kam ihr nicht so vor, als hätte sie diese schon einmal gesehen.

»Störe ich?« Lotte stand hinter ihr, und obwohl Klara nicht antwortete, schloss sie die Zimmertür und kam näher. Sie ließ sich auf ihr altes Bett fallen. Klara drehte sich nur halb zu ihr um, sie starrte an die Zimmerdecke. »Ich wollte dich was fragen.«

»Dann frag«, antwortete Klara.

»Hast du dieses alte Foto noch?«

»Wieso?«

»Mein Zimmer ist noch so kahl, und ich habe überlegt, dass ich es mir gern aufhängen würde. Oder zumindest eine Kopie davon.«

Es lag in der untersten Schreibtischschublade, unter dem Tagebuch, das sie vor einiger Zeit angefangen und nach wenigen Einträgen abgebrochen hatte. Sie wollte es herausholen, zog dann aber ihre Hand vom Schreibtisch zurück. »Ich dachte, ich kann es behalten.«

»Ich habe es dir dagelassen, weil es dir nicht gut gegangen ist. Aber jetzt geht es dir ja besser?«

»Was meinst du damit? So war das nicht ausgemacht.« Klara erinnerte sich, wie sie fiebernd im Bett gelegen war und Lotte dabei zugesehen hatte, wie sie ihre Kartons packte. Mehrmals hatte sie sich heiser entschuldigt, dass sie ihr weder beim Einpacken noch beim Auspacken helfen konnte, und ihr fest versprochen, dass sie zum Aufbauen des neuen Schranks nächste Woche vorbeikommen würde.

»Ich meine ja nur eine Kopie. Das kann doch wohl kein Problem sein? Jetzt bist du ja wieder gesund, so schlimm war dieses Pfeiffersche Drüsenfieber ja auch nicht.«

Klara schlug ihre Hefte zu und schob sie zur Seite. »Der Arzt hat gemeint, vielleicht war es etwas anderes. Und ich bin immer noch jeden Nachmittag so müde, als hätte ich nur drei Stunden geschlafen. Alles ist mir zu anstrengend in letzter Zeit.«

»Was hat das mit dem Foto zu tun?« Lotte hatte sich auf die Seite gedreht und sah sie prüfend an.

»Es geht mir einfach immer noch nicht gut, verstehst du das?«

»Schon gut, reg dich nicht wieder auf. Mama sagt auch, dass du etwas langsamer bist.«

»Was soll das heißen? Sie sagt mir ständig, ich soll mich zusammenreißen, wenn ich auch studieren will wie du. Und sie fragt mich, warum ich auf dem Heimweg von der Schule nicht noch einkaufen kann.«

»Was ist denn jetzt schon wieder mit dir los?«

Klara merkte, wie sie zitterte, sie musste schlucken. Lotte würde auf alles eine Antwort haben. Sie sprang auf, lief hinaus und warf die Zimmertür hinter sich zu. Lotte rief ihr beschwichtigend nach, aber sie lief ins Bad, sperrte hinter sich ab und setzte sich auf den Badewannenrand. Wann zog Lotte endlich wirklich aus?

Sie konnte hören, wie Lotte aus dem Zimmer kam und in die Küche zurückging. Sie unterhielt sich leise mit ihrer Mutter, wahrscheinlich sprachen sie wieder einmal darüber, wie sehr und unnötig Klara sich immer aufregte, es wollten doch immer alle das Beste für sie. Warum ihr dann niemand glaubte, dass Einkaufen nach der Schule zu anstrengend war und dass ihr manchmal schon um vier am Nachmittag die Augen wieder zufielen, verstand Klara nicht.

Als sie später zurück in die Küche kam, hatte die Mutter schon für das Abendessen gedeckt. »Vati und Charlotte sind noch ein Runde spazieren gegangen«, sagte sie.

Klara wunderte sich, sie hatte sie nicht vorbeigehen gehört, war sie im Sitzen eingenickt? Aber dann hätte sie doch vom Badewannenrand fallen müssen? Sie konnte sich einen Augenblick lang nicht mehr erinnern, ob sie wirklich auf dem harten Rand gesessen war oder sich das nur eingebildet hatte. Vielleicht war sie eher auf dem langhaarigen altrosa Teppich vor der Wanne gelegen und hatte auf die Rohre unter dem Waschbecken gestarrt.

»Blass siehst du aus«, sagte die Mutter, kam näher und strich ihr über die Stirn. »Du solltest mehr trinken.«

Klara wich vor ihrer Berührung zurück: »Ich muss noch Hausübung machen. Vielleicht werde ich bis zum Abendessen fertig.«

Zurück in ihrem Zimmer stellte sie Lottes Tasche auf den Boden vor dem Bett. Dann legte sie sich auf Lottes Bett und schloss für einen Moment die Augen.

26

»Du musst«, sagte Lotte oft, auch als sie hinter Klara den steinigen Weg hinaufstieg. Sie klang schon ein wenig atemlos, immer wieder hörte Klara, wie die Steinchen unter ihren Sohlen wegrutschten. Schließlich sagte sie: »Du musst warten, die anderen kommen uns sonst gar nicht nach.«

Klara machte einen Schritt zur Seite auf den mit trockenen Nadeln übersäten Waldboden und sah den Hang hinunter, ein paar Kehren unter ihnen sah sie zwischen den graubraunen Stämmen Leas hellgrüne Weste, dann Antons rote Kappe und Matti mit dem schweren Rucksack als letzten ansteigen. Familienfreundlich, leichte Route, für Anfänger geeignet, hatte es in der Routenbeschreibung online geheißen.

»Wie du das nur machst.« Lotte klang heiser, sie zog ihre Wasserflasche aus dem Rucksack und trank einen großen Schluck.

»Gehen, einfach nur gehen«, sagte Klara und blickte weiter nach unten, die hellgrüne Weste war gerade in einer Kurve verschwunden, dann schluckte die Kurve die rote Kappe.

»Ich meinte eigentlich«, setzte Lotte an und sprach dann nicht weiter.

»Nicht schon wieder meine Zustände«, sagte Klara.

»Deine Zustände, nennst du das jetzt so? Matti hat letztens zu mir gesagt, du hättest eine Liste mit möglichen seltenen Erkrankungen weggeworfen.«

Matti brauchte sich nicht einzumischen, dachte Klara, aber das tat er gerade nicht, er schleppte den Rucksack, er hatte zugesagt, hinten bei den Kindern zu bleiben, wenn sie vorausgehen wollten. Er mischte im Hintergrund mit, aber Lotte wollte alles aussprechen und diskutieren.

Sie wandte sich wieder zum Gehen. »Bis zur Hütte kann es nicht mehr weit sein, zehn Minuten höchstens. Wir können oben auf sie warten.« Der Weg zog sich ein längeres Stück gerade an der Flanke dahin, führte dann über eine Kuppe, dort, hinter den Lärchen, musste bald die Hütte kommen.

Hinter ihnen rief Anton »Mama!«, Lea rief »Tante Lotte!«, sie wartete darauf, dass Matti auch etwas rief, aber es kam nichts mehr.

Lotte machte ein paar schnelle Schritte und ging voran, wie um zu beweisen, dass sie noch nicht müde war, dass sie es auch konnte. Klara sah ihr auf die Fersen und trat nur noch auf die Steine und über die Wurzeln, wo Lotte hinstieg.

»Wie wäre es eigentlich, wenn du krank wärst und nicht ich?«, fragte sie halblaut. Erst dachte sie, Lotte hätte sie nicht gehört, aber dann schnaufte Lotte und sagte ebenso leise: »Wie kommst du darauf?«

»Ich meine nur, was wäre, wenn du nicht wüsstest, was du hast. Wenn es denn etwas ist, wenn es denn genetisch bedingt ist oder sogar mit der Erziehung und unserem Aufwachsen zu tun hat, dann bestünde doch eine gewisse Chance, dass es ebenso dich erwischen hätte können wie mich.«

Lotte blieb nicht stehen. »Was soll das denn. Du hast doch erst letztens am Telefon gesagt, dass nichts mehr war, seit du beim MRT warst.«

»Ich suche mir das nicht aus«, sagte Klara und ließ sich ein paar Schritte zurückfallen. Dieses Mal hatte es sich wirklich anders angefühlt, sie hatte gedacht, vielleicht schmiedete sie ihre Pläne umsonst, Matti sollte seine Tabellen wegwerfen, so erholt war sie aufgewacht. »Würde ich dir erstaunt sagen, dass ich nicht verstehen kann, wie man immer wieder daran zweifelt, dass es da etwas gibt, bis zum nächsten Zusammenbruch?«

»Wenn du ein Problem mit mir hast, sag es doch einfach,

und spinn hier keine Gedankenexperimente.« Lotte drehte sich kurz um, versuchte offenbar, die anderen auf dem Weg hinter ihnen auszumachen, wandte sich dann wieder zum Gehen.

»Es hätte ja sein können, dass du es bekommst, wenn es ein Es gibt.«

»Du drehst dich im Kreis, was willst du denn sagen? Dass ich dir auf die Nerven gehe?«

»Ich versuche nur zu verstehen, wie du das siehst, wie das für dich von außen aussieht. Wenn du mich eine Schneckenkönigin nennst, wenn du mich ungläubig fragst, warum ich eine Liste mit Erkrankungen wegwerfe.«

»Weißt du was«, Lotte klang nicht gekränkt, nur verärgert, »wenn du hin und wieder ehrlich zugeben würdest, wie es dir geht, könnte man dir auch helfen. Aber du tust so, als ob du es selbst nicht wüsstest und auch nicht herausfinden könntest.«

Klara ging wieder dicht hinter ihr, trat ihr beinahe auf die Fersen. Sie schob Gedanken hin und her, wie sie es Lotte noch einmal erklären sollte, dass sie nicht sicher sein konnte, was sie sich nun einbildete oder einbilden wollte. Ob es nun in der Schulter zog oder tief im Rückgrat, ein stechender Schmerz, der sich mit Nadelstichen nach oben und unten ausbreitete, in den Fingern verlief. Sich nicht festhalten ließ, ihr davonlief, wie ihr Herz ihr manchmal davonzustolpern schien, und wenn sie schluckte, war es plötzlich vorbei, oder sie spürte es nicht mehr, spürte erst dann, wie sie zitterte.

»Wenn dir alle sagen, dass das nicht normal ist, wenn niemand etwas findet, wie würdest du dich fühlen?«

»Ich weiß es nicht!« Lotte trat gegen einen Stein, der den Abhang hinunterrutschte. Sie schauten ihm beide nach, er blieb an einem trockenen Ast hängen.

Klara drehte sich um, die anderen waren noch weiter zurückgefallen, noch nicht um die letzte Kurve gekommen. Vor ihnen glaubte sie zwischen den Bäumen schon die Hütte und das Eck eines roten Sonnenschirms zu sehen.

»Wenn es mir genauso passieren könnte, weil es vielleicht vererbbar ist, und ich plötzlich auch diese Schwindel- und Schwächeanfälle hätte, könnte ich nicht aufhören zu suchen«, sagte Lotte plötzlich. »Ich könnte nicht aufhören, bis ich eine Antwort habe, was eigentlich mit mir los ist, bis ich einen Namen, eine Diagnose, ein Syndrom habe.«

»Das tut mir leid«, sagte Klara. Lotte starrte sie verständnislos an. »Du hättest keine ruhige Minute mehr. Es gibt keine Garantie, dass du eine Antwort bekommst, ganz gleich, wie lange und intensiv du suchst.«

Lotte schüttelte den Kopf. Klara machte ein paar große Schritte an ihr vorbei: »Es ist nicht mehr weit, komm. Wir können ja schon mal Getränke bestellen.«

27

Klara saß an der Kante und sah hinunter auf die Wiese, wo der Wind die Grashalme vor sich hertrieb, als würden unsichtbare Tiere über die Wiese stürmen, die sich duckten, aufsprangen, rannten und dann plötzlich wieder innehielten. Als Kinder hätten Lotte und sie hier Fangen gespielt, bildete sie sich einen Moment lang ein, aber sie waren gar nicht hier aufgewachsen. Am Rande der Wiese war ein Plakat mit einem Rendering für einen großen Wohnbau aufgestellt, sie konnte die Beschriftung auf die Entfernung nicht entziffern. Vermutlich hatte das Bauprojekt einen Fantasienamen wie »An den Weingärten« oder »Über dem Fluss«, wie das immer bei diesen Projekten der Fall war, bestand aus verschnittenen Zwei- und Drei-Zimmer-Wohnungen und hatte eine große Tiefgarage. Die Wiese war zur Straße hin mit Baugittern abgesperrt.

Ich packe meinen Koffer, dachte Klara. Sie stellte sich vor, wie sie die Wohnungstür aufschloss und als Erstes ihren Parka vom Garderobenhaken nahm, leicht und wasserabweisend zugleich, ideal, wenn sie nur eine Jacke mitnehmen wollte. Ein zweites Paar Schuhe oder nur die Sneaker, die sie ohnehin trug? Gleich danach blieb sie am Bücherregal stehen, sah sich Reiseführer und Reclam-Hefte an, die noch aus der Schule übrig geblieben waren, ein paar Romane, die Lotte ihr geschenkt hatte. Sie könnte alle bei Matti zurücklassen, sie würde sie ohnehin nicht wieder aufschlagen.

Sie hatte ihm im Dunkeln noch lange beim Atmen zugehört und gehofft, dass er auch nicht schlafen konnte. Aber er war ruhig eingeschlafen und hatte kaum hörbar geatmet, obwohl er ihr beim Zähneputzen noch zugezischt hatte, dass das verantwortungslos sei, auf den Neurologentermin zu vergessen und keinen neuen zu vereinbaren. Was sie eigentlich glaube, sie müsse endlich auch an Lea denken. »Lea muss nicht zum Neurologen, hoffentlich nie«, hatte sie nur gesagt.

Der Wind fegte zu ihr herauf, unter ihr bröckelte der Lehm. Sie bildete sich ein, das Abrieseln kleiner Klumpen hören zu können, die über den Abhang rutschten, unten aufschlugen und zersprangen.

Ich packe meinen Koffer. Sie stand in der Küche, sah sich um, hier würde sie nichts vermissen. Kurz zog sie einen Oberschrank auf, gestapelte Teller, zusammengewürfelte Tassen, die Teetasse mit dem Erdbeermuster vielleicht? Der feine Riss in der Glasur oben zog sich nun schon Richtung Henkel, sie stellte sie in den Schrank zurück.

»Der Koffer ist doch zu schwer für dich«, hörte sie Matti sagen. Oder würde er länger im Büro bleiben, um sie nicht in der Wohnung anzutreffen, wenn sie packte? Er hielt sich noch zurück, bisher hatte er es geschafft. Einmal hatte er einen Teller gehoben, als sie geschrien hatte: »Das geht dich nichts an! Wenn du mir nicht glaubst, geht es dich nichts an!« Sie hatte nicht mehr ihn, sondern den Teller angesehen, einen weißen mit blauem Rand, sein Blick war ihrem gefolgt. Er hatte auf den Teller geschaut, als sähe er ihn zum ersten Mal und ihn dann auf die Anrichte gestellt.

Sie legte einen Pullover und drei T-Shirts in den vorgestellten Koffer, suchte bei der Unterwäsche und den Socken, was sie brauchen würde. In ihrer Hälfte des Schranks und in den Schubladen würde es kaum auffallen, dass etwas fehlte.

Sie sah auf die Uhr, in einer Stunde musste sie Lea abholen. Hoffentlich saß sie heute nicht wieder fertig angezogen in der Garderobe, ihren Rucksack schon auf den Knien, wenn sie kam. Vielleicht wünschte Lea sich manchmal, dass Klara mehr wäre und könnte, aber sie kannte es nicht anders. Für sie war es normal, dass ihre Mutter sich am Nachmittag beim Nachhausekommen im Vorzimmer hinlegen musste und an manchen Tagen nicht kochen konnte. Lea würde es schaffen.

Am Vorabend hatte Lea gefragt, bei wem sie denn nun wohnen würde. Klara war zusammengezuckt, Matti hatte an die Wand gestarrt. Am Ende war Klara nur eingefallen: »Du wirst zu Hause wohnen.« Lea hatte das als erste Antwort offenbar gereicht, sie hatte quietschend ihren Sessel zurückgeschoben und war aufgesprungen. Woher die Frage gekommen war, ob sie mit den anderen Kindern in ihrer Klasse oder mit der Hortbetreuerin über ihre Eltern gesprochen hatte, hatte Klara sie nicht mehr gefragt.

Ich packe meinen Koffer. Spätestens im Badezimmer würde sie die Motivation verlassen, welche Cremen und Tuben brauchte sie wirklich, sollte sie ein kleines Handtuch einpacken? Reichten Zahnbürste und Zahnpasta nicht aus?

In wenigen Wochen würde die Wiese unter ihr verschwinden und an ihrer Stelle eine Grube aufklaffen. Wenn sie schnell waren, würden schon in ein, zwei Jahren die ersten neuen Bewohner auf die Lehmwand starren. Klara fuhr über den lehmigen Boden neben sich, nahm einen kleinen, flachen Stein und warf ihn weit über die Wiese, als wolle sie ihn auf dem Wasser aufspringen lassen.

Matti hatte damit gedroht, einen Koffer zu packen, als ihr herausgerutscht war: »Ich habe auch ein normales Leben.« Er hatte einen Handgepäckstrolley aus dem Kasten im Flur gezogen und ihn auf dem Teppich ausgebreitet, seine Jacke und ein Paar Schuhe hineingeworfen. Klara hatte ihn zischend gebeten, leise zu sein, schließlich schlafe Lea. Und vernünftig zu sein, mit ihr zu reden. Aber er hatte sich geweigert, noch mit ihr zu reden, in den letzten Tagen nur das Nötigste zu ihr gesagt. Den Ordner mit den Tabellen, wissenschaftlichen Artikeln und den alten MRT-Aufnahmen hatte er weggeräumt, sie hatte sogar seine Schreibtischschubladen durchsucht, aber er war nicht zu finden gewesen. Dann hatte sie sich geschämt, es war eher sein Ordner als ihrer gewesen, es stand ihr nicht zu, ihm nachzuschnüffeln.

Sie war aus dem Bus ausgestiegen, nachdem sie unabsichtlich bis zur Endstation gefahren war, und durch Gassen mit sandfarbenen Reihenhäusern geirrt. Hier war sie noch nie gewesen und hatte daher auch nicht gewusst, wonach sie suchte. Schließlich war sie einem schmalen Pfad zwischen zwei Blöcken von Reihenhäusern hindurch gefolgt, der an Weingärten vorbei nach oben führte.

Sie musste Matti dazu bringen, sich mit ihr hinzusetzen und wirklich darüber zu reden, wie es nun weitergehen sollte.

Sie zerdrückte einen Lehmklumpen in der Hand. Sie würde es schon schaffen, wenn auch nicht so schnell und ordentlich, wie andere es gern von ihr hätten. Aber andere hätten es immer gern noch schneller und ordentlicher, ganz egal, wie sie es machte. Ihre Chefin war am Ende doch zufrieden mit dem, was sie präsentierte und abgab. Schnelligkeit war nicht alles, hatte sie sogar letztens gesagt.

Sie wusste nicht, wo sie hinfahren wollte. Sie sah sich nicht Umzugskisten eine Treppe hochschleppen, ein neues Bett zusammenschrauben, Küchenkästen in einer abgewohnten Zweizimmerwohnung auswischen. Lea wäre auch mit einer Matratze auf dem Boden zufrieden, mit einem Picknick zwischen verpackten Töpfen und Tellern.

Sie sah sich nicht einmal wirklich einen Koffer packen, das würde ihr zu lange dauern. Sie sah sich nur gehen, endlich wieder an einem Strand entlang. Lea ging neben ihr, ein Stück weit gingen sie Hand in Hand, dann ließ Lea los und lief voran. Sie ging weiter, in ihrem eigenen Tempo.

28

Zu ihrer Zeit hätte es das nicht gegeben, dachte Marianne. Keiner der beiden Buben, die neben dem Klettergerüst im Sand saßen, wollte die Schaufel loslassen, beide schrien: »Meins!« Dabei war es genau genommen Leas Schaufel. Nur wo war Lea eigentlich?

Hastig drehte sich Marianne um die eigene Achse, Klettergerüst, Schaukel, Sandkiste, überall tobten Kinder, nur Lea war nicht zu sehen. Von dem Geschrei bekam sie langsam Kopfweh und sie sollten sich auf den Heimweg machen. Nur ohne Lea ging das nicht.

Sie überlegte, ob sie auf die Straße gelaufen sein konnte, gab es vor dem Spielplatz etwas Interessantes für Lea? Sie war zu selten mit ihr hier, das letzte Mal war auch schon wieder ein paar Wochen her, oder war es im Frühling das letzte Mal gewesen, dass sie sie einen ganzen Nachmittag lang gehabt hatte?

Plötzlich stand Lea neben ihr und nahm ihre Hand. »Wir müssen nach Hause gehen, Oma.«

Lea wollte sie mit sich ziehen, doch Marianne blieb stehen: »Halt, wir müssen dein Spielzeug noch einpacken.«

Lea zuckte mit den Achseln, als ginge sie das nichts an. Marianne setzte schon zum Schimpfen an, dass sie ihr Spielzeug doch nicht einfach liegen lassen könne und dass sie darauf aufpassen müsse, doch Lea lief schon zurück zu der Bank, wo sie ihre Sachen abgelegt hatten, und holte die große Plastiktragetasche. Sie suchte ihre Sandformen zusammen, zog ihren Bagger unter dem Klettergerüst hervor, ging dann zu den beiden Buben und nahm ihnen die Schaufel wortlos aus der Hand. Marianne beobachtete sie nur, bis vom Rand des Spielplatzes eine Mutter angelaufen kam, offenbar von einem der beiden nun weinenden Buben, und Lea vorwurfsvoll ansah.

»Es ist ihre Schaufel«, rief Marianne und kam mit schnellen Schritten dazu. Die Mutter antwortete nicht, sondern kniete sich neben ihrem Kind in den Sand, hielt seine Hände fest und sprach beruhigend auf es ein.

»Aber jetzt können wir gehen.« Lea deutete auf den Rucksack, der noch auf der Bank lag, die Trinkflasche schaute heraus. Marianne hatte vergessen, sie ans Trinken zu erinnern, die Zeit war doch schneller vergangen als gedacht.

Lea drückte das Metalltor der Spielplatzumrandung selbst auf und hielt es ihr offen, damit sie durchgehen konnte. Marianne überlegte, sie zu fragen, wo es nach Hause ging. Was konnte das Kind denn noch nicht allein? Doch Lea sah sie abwartend an und gab ihr die Hand.

Auf dem Heimweg erzählte Lea vom Kindergarten, etwas Kompliziertes von einer Burg aus Polstern, die ein anderes Kind zum Einsturz gebracht hatte, Marianne kam nicht ganz mit. Sie konnte sich nicht erinnern, mit Carina und Charlotte auf den Spielplatz gegangen zu sein. Hatten Mütter früher wirklich andere Kinder geschimpft oder bildete sie sich das nur ein? Sie erinnerte sich nur an einen Ausflug, bei dem Charlotte und Carina auf einem Spielplatz neben dem Gasthaus abwechselnd von einer Schaukel gesprungen waren, da mussten sie schon größer gewesen sein als Lea. Ein anderer Vater, der danebengestanden war, hatte sie zurechtgewiesen, dass die Schaukel dafür nicht da sei. Charlotte hatte ihm geantwortet, dass es schon in Ordnung sei, solange sie sich nicht die Strumpfhosen zerrissen oder die Knie aufschlugen.

Abrupt zog Lea an ihrer Hand, damit sie vor dem Zebrastreifen stehen blieb. Die Ampel blinkte schon, Marianne hatte es nicht gemerkt. Sie sah auf Lea hinunter, wie lange würde es dauern, bis sie größer wäre als sie? Bei Carina hatte es so lange gedauert, dass sie schon nicht mehr daran geglaubt hatte, dass sie größer werden würde als sie selbst.

Als Lea hustete, schreckte Marianne zusammen. Hatte sie sich zu sehr angestrengt? Sie hätte wirklich daran denken sollen, dass das Kind etwas trank. Was, wenn sie nun so sehr geschwitzt hatte, dass sie sich erkälten würde? Dann fiel ihr ein, dass es Lea war und nicht Carina, dass Carina sagte, Lea sei so gut wie nie krank. Sie sah ihr auch nicht ähnlich, fiel Marianne wieder einmal auf, die hohe Stirn und die Augen waren eindeutig vom Vater.

»Wann kommst du wieder?«, fragte Lea auf einmal.

»Was meinst du, wann komme ich wieder? Ich bin doch da.« Marianne drückte ihre Hand.

»Nein, ich meine, Mama sagt, du kommst nicht oft auf Besuch, wir auch nicht. Es ist keine Zeit. Also, wann kommst du wieder?«

Marianne sah auf das Kind hinunter, das auf einmal angefangen hatte, in ganzen Sätzen zu sprechen, und das ihr nun schon zu schwer war, um es die Treppe hinaufzutragen. Wie lange würde es ihr noch freudig an der Haustür entgegenhüpfen, wenn sie vorbeikam? »Bald«, sagte sie nur.

29

»Warte, ich gehe noch ein Stück mit dir.« Ihre Mutter nahm den dünnen Mantel von der Garderobe, schlüpfte in schmale, schwarze Schuhe, stieg dann wieder heraus und suchte weiße Sneaker aus dem Schuhkasten. Klara hatte gedacht, ihre Mutter trage immer nur Ballerinas und Stöckelschuhe, im Winter hohe Stiefel mit Absätzen. Dass sie neben ihren »anständigen Schuhen« auch »praktische Schuhe« besaß, wie sie sie immer wieder abschätzig genannt hatte, war Klara neu.

»So weit musst du aber nicht gehen«, sagte Klara und steckte ihre Hände tief in die Jackentaschen. Der Stoffbeutel mit dem trockenen Gugelhupf in der Alufolie hing ihr schwer auf der Schulter. Lea würde den Gugelhupf nicht essen, nur die Brösel auf dem Teller zerdrücken, aber sie hatte ihre Mutter nicht davon abbringen können, ihr den halben Kuchen feinsäuberlich in Stücke zu schneiden und einzupacken.

»Du gehst doch nicht zu schnell, oder?«

Klara überlegte, ob sie damit meinte, dass sie wohl nicht mehr schnell gehen konnte, oder ob es darum ging, dass sie ihr zuliebe heute langsamer gehen sollte. Ihre Mutter fragte seit einiger Zeit nicht mehr direkt nach, wie es ihr ging, sondern versuchte, über Umwege mehr herauszufinden. Sie wollte wissen, ob es in der Arbeit gerade besonders mühsam sei, ob sie wieder einmal auf Lea aufpassen solle oder wie es Klara mit dem föhnigen Wetter gehe.

Schweigend stiegen sie hintereinander die Treppe hinunter, Klara voraus. Unten wartete sie darauf, dass ihre Mutter entschied, wohin sie gingen, aber diese starrte nur auf die gegenüberliegende Straßenseite. Warum hatte sie mitkommen wollen? Klara wandte sich nach rechts, zwei Straßenecken weiter war immerhin ein kleiner Park, sie könnten sich dort auch auf eine Bank setzen.

»Ich habe Fotos und anderes altes Zeugs ausgemistet«, sagte die Mutter plötzlich. »Ein ganzer Stapel unbeschrifteter Fotos, von denen ich nicht einmal mehr weiß, ob sie von meiner Tante oder meiner Mutter sind, und wo ich nicht sagen kann, wer darauf zu sehen ist. Außerdem eine verknotete Sammlung an Ketten mit Plastikperlen und eine abgeschlagene Porzellanfigur.«

Klara musste noch langsamer gehen, als sie gedacht hatte, weil ihre Mutter alle paar Schritte innehielt, dann aber doch weiterging.

»Ihr habt doch früher mit diesem Foto gespielt«, fügte sie hinzu. Klara nickte, sah sie aber nicht an. Sie wollte nicht wieder hören, dass sie den Schmuck beinahe verloren und sich nur um das Foto gestritten hätten.

»Was habe ich euch darüber eigentlich erzählt?« Die Mutter wich einem alten Mann mit Dackel aus, der ihnen entgegenkam. Er grüßte sie mit einem Kopfnicken, doch sie schien es nicht zu bemerken.

»Ich weiß nicht mehr, was du uns erzählt hast und was wir uns ausgedacht haben.«

»Was weißt du denn noch?«

»Etwas von einer Vorfahrin, die sich herausgenommen hat, so zu leben, wie sie wollte, mit Federhut und Kostüm. Die zum Zirkus oder nach Amerika gegangen ist. Für Lotte und mich war sie eine Räuberprinzessin oder etwas Ähnliches.«

»Ich erinnere mich, ihr habt euch alles Mögliche zusammengesponnen.« Die Mutter kam näher, als wollte sie sich bei ihr einhaken, ging aber nur dicht neben ihr her. Klara bog wortlos in den kleinen Park ab. Sie hatte in Erinnerung, dass es hier einen kleinen Spielplatz und mehrere alte, große Eichen gab. Aber von den drei Schaukelpferden waren zwei mit Absperrband eingewickelt, und es sah nicht so aus, als sei das erst gestern geschehen. Von einer der Eichen war nur noch der große Stumpf zu sehen. Sie setzte sich dennoch auf die Parkbank, die noch danebenstand.

»Es gäbe schon Familiengeschichten, es muss sich nur jemand erinnern«, meinte Marianne und setzte sich umständlich neben sie, indem sie ihren Mantel um sich ausbreitete.

»Aber niemand ist je ausgebrochen, in die große Stadt gezogen und eine Dame von Welt geworden, wie sie auf dem Foto zu sehen ist, oder?«

Die Mutter starrte auf den Kiesweg vor ihnen.

»Wie passt das mit den Geschichten von dem Bauernhof mit zu vielen Kindern und zu trockenen Äckern zusammen, wo deine Mutter herkommt?«

»Es könnte doch sein«, setzte Marianne an und sprach dann nicht weiter.

»Warum gibst du nicht zu, dass du dir das ausgedacht hast?«

Marianne zog die Stirn in Falten: »Was ausgedacht? Sie war wirklich mit uns verwandt! Ihr habt euch eure Geschichten dazu selbst ausgedacht!«

Klara schwieg, während Marianne ausholte, wie ihre Mutter nie erklären habe können, wie sie in der düsteren Zwei-Zimmer-Wohnung im Erdgeschoß gelandet war, mit einem Tischlergesellen als Mann, wo sie doch von einem großen Hof stammte. Wie immer wieder die Frage aufgekommen sei, welches große Unglück über die Familie gekommen sei oder wer Schulden aufgenommen habe, die er nicht zurückzahlen konnte.

Klara zog mit der Schuhspitze eine Linie durch den Kies, um nicht nachzufragen, ob die Mutter je nachgeprüft habe, ob es den großen Hof denn gegeben hatte. Ob nicht schon die Großmutter mit dem Geschichtenerzählen begonnen hatte, weil verlorenes Silberbesteck besser klang als nie besessenes. Weder sie noch Lotte hatten den Hof je gesehen, auf Ausflügen hatte die Mutter ab und zu vage aus dem Autofenster gedeutet und gemeint, von dort drüben stamme die Großmutter. Klara war sich nicht einmal sicher, ob sie jedes Mal auf denselben Ort gedeutet hatte.

Als die Mutter in ihren Geschichten bei der Großtante angekommen war, die einen entflohenen Soldaten oder Zwangsarbeiter auf dem Dachboden versteckt hatte, wofür er ihr eine goldene Uhr geschenkt habe, schaute Klara auf die Uhr und stellte fest, dass sie es nicht mehr rechtzeitig zurückschaffen würde. Sie würde Matti anrufen müssen, damit er Lea abholte. Sie würde zugeben müssen, dass sie den Zug verpasst hatte, weil sie gedacht hatte, ihre Mutter hätte dieses Mal wirklich etwas zu erzählen.

»Du musst los«, stellte ihre Mutter trocken fest.

»Vor einer halben Stunde schon, jetzt können wir auch sitzen bleiben.«

»Mir wird kalt«, meinte Marianne und schob ihren Mantel wieder zusammen.

»Was ist denn so schlimm daran, von armen Bauern abzustammen?«, fragte Klara nach.

»Was soll das heißen, arme Bauern? Du weißt ja nicht, wovon du redest. Wenn du wüsstest, wie viel Land die besessen haben!«

»Ich weiß es aber nicht«, Klara stand auf. »Du hast es uns nie erklären können.«

Schweigend gingen die beiden nebeneinander zurück. Klara dachte, dass vielleicht doch nicht Lotte und sie, sondern die Mutter selbst die Geschichte von Klara begonnen hatte, von der mondänen Dame in feiner Gesellschaft um die Jahrhundertwende. Hatte sie ihnen den Floh ins Ohr gesetzt, weil sie sich immer mehr gewünscht hatte? Zugeben würde sie es auf keinen Fall. Oder konnte sie sich wirklich nicht mehr daran erinnern?

Ohne sie anzusehen, fragte die Mutter: »Du glaubst doch nicht, dass ich schuld daran bin?«

»Schuld woran? An den Geschichten?« Verwirrt blieb Klara stehen.

»Ach nichts, Lotte hat nur gemeint, es geht dir gerade schlechter. Und du warst als Kind ja schon …«

»Was hat das eine mit dem anderen zu tun? Wovon redest du denn überhaupt?«

»Ich frage mich nur manchmal, ob nicht doch endlich jemand draufkommen würde, was du hast, wenn du wirklich darauf bestehst, dass sich jemand ernsthaft damit beschäftigt.«

»Ich war laut, Matti sogar noch lauter«, Klara konnte hören, wie ihre Stimme höher wurde, sie schluckte. »Weißt du, wie es ist, wenn sie manchmal etwas finden? Wenn es auf dem Blutbefund so aussieht, als gäbe es da eine Entzündung, einen besorgniserregend niedrigen oder erhöhten Wert, und dann ist da wieder nichts?«

»Aber es ist ja nicht nichts«, sagte ihre Mutter beschwichtigend.

»Doch, wenn es eine Frau sagt, ist es nichts oder bloß psychosomatisch. Sag, hast du das noch nie gehört?«

Sie erwartete einen Moment lang tatsächlich, dass ihre Mutter etwas verstehen würde, doch sie sagte nur leise: »Es hat keinen Sinn. Lass uns nicht mehr darüber reden.«

Die letzten Meter bis zur Haustür gingen sie schweigend nebeneinander her, beim Abschied umarmte sie ihre Mutter, die nur meinte: »Bring das Kind mal wieder mit.«

30

Klara hustete wieder. Sie schaffte es nicht aus dem Bett, wischte sich mit dem großen, karierten Stofftaschentuch über die Stirn und sank tief in ihr Daunenkissen zurück.
Ihre Schwestern hatten sie bestimmt jammern und seufzen gehört. Die Älteste trat an ihr Bett und sah streng auf sie hinunter: »Wer soll sich jetzt um die Hühner kümmern?« So stellte sich Klara das Bauernmädchen vor, bevor es in die Stadt zog und einen Federhut bekam.
Klara fiel auf, dass sie sich vom Hof keine genaue Vorstellung machte, holzschnitzartig ein paar Kinder erdachte, Hühner, Kühe, Schweine und ein paar Felder dazu, ohne sich groß Gedanken zu machen, wie plausibel das war. Warum sie wusste, dass Klara nicht die Älteste sein konnte, sondern eine jüngere Schwester sein musste? Vielleicht, weil die Erstgeborene von Anfang an eine Rolle hatte und die anderen ihre erst finden mussten.

Klara hatte diesen Husten schon als kleines Kind bekommen. Eine Tante hatte sogar einmal gemeint, sie habe schon als Baby so tief und keuchend gehustet, dass niemand sicher gewesen sei, ob sie überhaupt durchkommen würde. Dass sie dann doch wie alle anderen gehen und sprechen gelernt hatte, war der Tante wie ein Wunder vorgekommen.

An diesem Morgen hörte sie die Schwestern die Treppe hinunterpoltern, unten in der Stube schimpfte schon der Vater mit den beiden Brüdern. Das Zaumzeug war kaputt gegangen und wieder einmal gab er ihnen die Schuld. Dass Klara fehlte, fiel vermutlich gar nicht auf.

Sie lauschte auf die Stimmen von unten, während sie sich wieder über die Stirn wischte. Sie hatte die ganze Nacht über geschwitzt und von Unwettern geträumt, bei denen der Hof überschwemmt wurde. Würde zumindest die Mutter nach ihr sehen, und sei es nur, um zu schimpfen, dass sie trotzdem die Eier zum Nachbarn bringen solle?

Aber nach dem Klappern und Rufen vom Frühstück wurde es unten leiser, sie hörte die Mutter mit Schüsseln hantieren und Stühle verschieben. Sie zählte bis 100 und holte dann ein Buch unter ihrem Kopfkissen hervor. Alle wussten, dass sie las, wenn sie den ganzen Tag im Bett verbrachte, aber sie versteckte immer noch ihre Bücher. Bei ihnen gab es keine, nur die Bibel lag in der Stube auf einem Kasten. Andere Bücher brauchte man nur für die Schule, lieh sie aus und gab sie am Ende des Schuljahres zurück. Nur die Lehrerin lieh Klara Romane, seit sie in der Schule als gute Vorleserin aufgefallen war.

Klara schlug das Buch auf, das sie vor einigen Tagen begonnen hatte. Die Hauptfigur, eine junge Frau aus verarmtem Elternhaus, hatte sich auf den Seiten davor in einem Unwetter verirrt. Ein Unbekannter auf einem Pferd hatte sie aus dem Wald gerettet und sicher nach Hause gebracht. Nun musste sie erst einmal herausfinden, wer ihr Retter war.

Die ersten Male hatte der Arzt Klara noch untersucht, als sie hustend und fiebernd im Bett gelegen hatte, und war davon ausgegangen, dass sie sich bald erholen würde. Auch die Eltern hatten sich noch Sorgen um ihre kleine Tochter gemacht. Aber als Tee, Umschläge und der bittere Saft das Fieber immer nur vorübergehend verschwinden ließen, und nicht nur jeden Herbst das Fieber verlässlich wieder kam, sondern Klara immer öfter auch im Frühling und sogar im Hochsommer im Bett lag und im Fieberdelirium von riesigen Vögeln und tiefen, schwarzen Gräben sprach, glaubte niemand mehr daran, dass sie ganz gesund werden würde.

Sie las, bis sie unten ihre Schwestern rufen hörte, die von ihren Arbeiten zurückkamen. Es musste Zeit fürs Mittagessen sein. Klara fühlte sich ausgedörrt, sie wusste nicht, wann sie zum letzten Mal etwas getrunken hatte. Sie klappte das Buch zu, in dem die Hauptfigur mittlerweile herausgefunden hatte, dass der geheimnisvolle Fremde aus dem Beamtendienst in einer Kolonie zurückgekehrt war, und schob ihre Decke zurück. Sie begann, ihre Beine zu massieren. Der Weg in die Küche nach unten war ihr zu weit, wenn sie Fieber hatte, aber oft konnte sie die Schwestern nicht davon überzeugen, ihr etwas zu bringen. »Wir sind nicht deine Dienerinnen«, erwiderten sie schnippisch.

Sie schaute noch einmal auf das Buch und schob es unter die Bettdecke. Ihre jüngste Schwester fragte sie immer wieder, worum es in den Büchern ging, und ließ sich von ihr flüsternd den Inhalt nacherzählen, wenn sie gemeinsam den Boden schrubben oder die Wäsche waschen mussten. Klara war überzeugt, dass auch die anderen Schwestern gern die Geschichten hören würden über all die jungen Frauen, die ihren Rettern begegneten und nach mehreren Rückschlägen und Verwicklungen heirateten und weggingen, aber sie würden es niemals zugeben.

Kurz zuckte sie zusammen, als ihre nackten Fußsohlen die kalten Bodendielen berührten. Sie sollte sich wieder dicke Socken stricken, bevor der Winter kam, aber ihre Finger verkrampften sich, wenn sie die Nadeln zu lang hielt. Anfangs hatte ihr die Mutter das nicht geglaubt, doch als sie gesehen hatte, wie sie weinend versuchte, die Maschen zusammenzuhalten, hatte sie ihr das Strickzeug seufzend weggenommen.

Was als Nächstes passieren würde, brauchte Klara sich nicht genauer auszumalen. Ihre Vorfahrin würde es in die Küche hinunterschaffen, wo sie gefragt würde, ob sie nun endlich ihre Aufgaben übernehmen konnte, und hoffen, dass sie schnell wieder Zeit zum Lesen finden könnte. Die Idee, fortzugehen und ein anderes Leben zu finden, in dem es um Liebe und tröstliche Geschichten ging, wo es nichts ausmachte, wenn sie manchmal zu schwach zum Aufstehen war, musste sie aus einem Buch haben. Aber dort war es bestimmt keine junge Frau, die sich das traute, sondern der jüngste Sohn einer Bauernfamilie oder eine ganz arme Waise. Wenn das Fieber sie ausließ und sie sich stark genug fühlte, um bis in die Stadt zu kommen und darauf zu beharren, dass sie gut lesen und schreiben und damit nützlich sein könnte, würde sie sich im Morgengrauen davonschleichen.

31

Der Schuhkarton mit den Notizbüchern war verschwunden. Er sollte im Fach hinter den dicken Wollpullovern stehen, die sie nie anzog, doch dort fand sie nur zwei Band-T-Shirts, von denen sie nicht mehr gewusst hatte, dass sie sie besaß. Sie überlegte, sie für Lea aufzuheben, aber wahrscheinlich müsste sie ihr erst lang erklären, warum ihr diese Shirts einmal wichtig gewesen waren. Sie legte sie neben den Schrank auf den Boden. Wenn sie daran dachte, könnte sie noch mehr aussortieren, um nicht mehr zwischen Stapeln die wenigen T-Shirts und Hosen suchen zu müssen, die sie wirklich anzog.

Könnte sie den Karton woanders versteckt haben, im Vorzimmerschrank zwischen anderen Schuhkartons? Sie ging hinüber, aber im Schrank standen nur Verpackungen von elektronischen Geräten, die Schuhkartons hatte Matti alle weggeworfen, fiel ihr ein.

Offenbar hatte sie die Notizbücher bei einem Umzug verloren oder doch ausgemistet. Die Kurzgeschichten, wo zum Schluss noch »ENDE« stand, die Gedichtversuche von später über Sonnenuntergänge und enttäuschende Verliebtheiten, die sich reimen sollten. Die Listen, die sie mit »Recherche« überschrieben hatte, in der Hoffnung, doch noch einmal wirklich etwas über das Aussterben der Sperlinge oder die unendliche Tiefe der Müdigkeit, die nur Mütter kannten, zu schreiben.

Dabei hatte sie sich heute auf dem Heimweg fest vorgenommen, sie auf dem Balkon zu verbrennen. Die Seiten einzeln herauszureißen und in die Flammen zu werfen, vielleicht in eine Art Lagerfeuer in einer alten Blechdose. Wie sie Matti den Rauch, Gestank und die Asche erklären wollte, hatte sie sich noch nicht überlegt. Einfacher wäre es, sie an einem freien Tag in den Wald mitzunehmen, Holz für ein kleines Feuer zu sammeln und dann ein Notizbuch nach dem anderen zu verbrennen.

Jetzt konnte sie nicht mehr nachlesen, ob es die Geschichte über das Dschungelabenteuer mit dem sprechenden Löwen wirklich gab, oder ob sie sich diese nur ausgedacht und nie aufgeschrieben hatte. Sie erinnerte sich an einen langen Absatz, bei dem sie versucht hatte, immer wieder neue Beschreibungen für das grüne Dickicht zu finden, aber ihr waren außer Smaragdgrün, Dunkelgrün und Hellgrün einfach keine weiteren Grüntöne eingefallen.

Sie schloss den Vorzimmerschrank wieder und wanderte ins Schlafzimmer zurück. Plötzlich fiel ihr noch etwas ein, sie legte sich auf den Boden und schaute unter das Bett. Als Kind hatte sie ihre Notizbücher immer wieder schnell unter das Bett geworfen, wenn sie Lotte nach Hause kommen gehört hatte. Aber hier waren nur Staubflusen unter dem Bett, Matti oder sie hätten die Notizbücher auch längst beim Staubsaugen hervorgeschoben.

Sie hatte nicht nur Geschichten und Gedichte aufgeschrieben, über mehrere Monate hinweg hatte sie auch versucht, Tagebuch zu führen. Sogar zweimal, fiel ihr ein, das zweite Mal, als sie Liebeskummer hatte und dachte, es könnte ihr helfen. Aber sie hatte sich damit gequält, mehr als zwei, drei Sätze zu ihrem Tagesablauf aufzuschreiben, weil sie es ohnehin kaum aus dem Bett geschafft hatte. Beim Durchblättern war ihr schnell aufgefallen, dass sie immer in denselben Schleifen hängen geblieben war, sich selbst gesagt hatte, dass sie Stefans Nummer löschen und aufhören sollte, sein Profil neu zu laden.

Sie überlegte, ob sie die externe Festplatte noch hatte, irgendwann hatte sie ein paar Kurzgeschichten, die sie später aufgeschrieben hatte, abgetippt, aber die hatte sie wahrscheinlich entsorgt, sie erinnerte sich vage, dass sie nicht mehr funktioniert hatte. Und die losen Notizen über leere Kindergesichter und das ewige Warten, die sie sich gemacht hatte, als Lea nur ein paar Wochen alt gewesen war, waren auf einzelnen Blättern entstanden, die sie bestimmt weggeworfen hatte.

Sie setzte sich auf die Bettkante, ließ die Beine über den Boden schleifen. Was würde von ihr übrig bleiben, was müsste Lea sortieren und durchsuchen, hoffentlich erst in ein paar Jahrzehnten?

Sie stand wieder auf, ging hinüber ans Bücherregal. Auf dem obersten Brett stand noch ein unbenutztes Notizbuch, ein Geschenk von Lotte zu Weihnachten vor ein paar Jahren, ein schönes, in dunkelrotes Leder gebundenes Büchlein. Sie hätte es längst weggeben wollen, sie schlug es genauso wenig auf wie die anderen Bücher im Regal, und sie war sich auch sicher gewesen, dass sie es nicht mehr sinnvoll verwenden könnte.

Sie zog es heraus und setzte sich an den Küchentisch. Dann suchte sie lange um sich herum nach einem Stift, auf der Ablage der Pinnwand lag ein abgebrochener Bleistift, der Kugelschreiber daneben funktionierte nicht, zwischen den Briefen fand sie doch noch einen zweiten.

Zögerlich schrieb sie das Datum in das rechte obere Eck der ersten Seite. Und nun? Sie schrieb auf, dass sie heute schon vor dem Wecker aufgewacht war, das passierte ihr in letzter Zeit immer wieder, wenn sie Angst hatte zu verschlafen.

Es war zu früh, um sich in die Küche zu schleichen und einen Kaffee zu machen, Matti würde bestimmt aufwachen, sich laut gähnend die Augen reiben und fragen, was los war. Es blieb ihr nichts anderes übrig, als auf die Leuchtziffern des Weckers zu starren, die langsam verschwammen.

Nachdem sie sich von Lea am Schultor verabschiedet hatte, hatte sie auf die Uhr gesehen und festgestellt, dass sie heute auf einmal zehn Minuten mehr hatte, ohne dass sie sagen hätte können, wann und wo sie schneller gewesen waren. Auf dem Baum neben der Bushaltestelle färbten sich schon die Ränder der ersten Blätter gelb, aber auf dem Asphalt lagen noch keine. War es wirklich schon Zeit, dass der Baum – es wollte ihr nicht einfallen, ob es eine Esche oder eine Buche war – seine Blätter verlor oder war es ihm nur zu trocken? Sie streckte sich, um eines der Blätter abzureißen.

Im Flur knackte es, sie schlug das Notizbuch zu und lauschte. Nichts, es konnte nur eine der alten Dielen gewesen sein, die sich verzogen hatte. Weder Matti noch Lea waren nach Hause gekommen, sie war immer noch allein. Dennoch schlug sie das Notizbuch nicht mehr auf, sondern trug es ins Schlafzimmer und legte es hinter die Wollpullover.

32

»Sie sagt, sie muss ins Altersheim«, sagte Lotte und sah in die Krone des Kastanienbaums über sich. Die Rinde war tief gefurcht, die braunen, gekräuselten Blätter raschelten im Wind. Sie hatte die rosa Blüten im Frühjahr und die stacheligen Früchte im Herbst so oft im Vorbeigehen gesehen, weil der Baum direkt vor ihrer Haustür auf der anderen Straßenseite stand, aber sie hatte sich bisher noch nie auf diese Bank gesetzt.

»Bist du noch da?« Von Klara war nichts zu hören.

»Ja. Wer hat ihr das gesagt? Oder ist es ihre eigene Idee?« Klara fuhr mit dem Zeigefinger am Rand der Abwasch entlang. Überall lagen feine, schwarze Krümel, es musste Abrieb vom neuen Spülschwamm sein, oder hatten sie schon wieder Ameisen?

»Sie tut sich zu schwer mit dem Aufstehen und braucht wohl eine Reha. Damit habe ich ohnehin gerechnet, aber sie findet auf einmal, dass alles so schlimm ist, dass sie es bald nicht mehr allein schaffen wird.«

Klara hielt ihren Zeigefinger gegen das Licht, die Krümel sahen zu schwarz aus, um Essensreste zu sein. »Was soll das heißen, sie schafft es nicht mehr allein?«

»Ich weiß es nicht. Woher soll ich das wissen? Sie hat mich nur angerufen und mir erklärt, sie muss ins Heim.« Lotte lehnte sich fest gegen den Stamm, die Krone war auch mit trockenen Blättern so dicht, dass sie den Himmel nicht sehen konnte. »Ich glaube, die Ärztin hat ihr Angst gemacht und sie denkt jetzt nicht mehr, dass sie es allein schaffen kann.«

»Will sie es nun oder denkt sie, wir oder die Ärztin wollen sie dazu überreden? Das würde zu ihr passen.« Klara wischte sich den Finger am T-Shirt ab und wandte sich ab. »Glaubst du, sie findet selbst heraus, wie sie an einen Heimplatz kommt, oder müssen wir das tun?«

»Ich mache es schon.« Lotte seufzte. »Aber dann müssen wir ihre Wohnung mit ihr gemeinsam ausräumen und über alte Wolldecken streiten und angebrochene Rumflaschen, die man doch nicht einfach wegwerfen kann.«

»Vielleicht überlegt sie es sich doch noch einmal anders, wenn sie aus dem Krankenhaus kommt.«

»Und wie soll ich das machen, abwarten und planen zugleich?« Lotte schloss die Augen, von dem Hin und Her bekam sie Kopfschmerzen.

»Wir kaufen einen Stapel Umzugskartons«, sagte Klara plötzlich. »Wir fahren zu ihr und fragen sie, was sie in die Kartons packen möchte, wenn das alle sind, die sie bekommt. Wie viele Blusen? Eine zweite Wolldecke? Die große Suppenschüssel? Dann werden wir schon sehen, ob sie sich das wirklich vorstellen kann.«

»Warum sollte sie das nicht einfach komplett verweigern?« Lotte stand auf und schüttelte den Kopf, bis ihr einfiel, dass Klara sie nicht sehen konnte.

»Aber die Kartons sind eine Tatsache und zu groß, als dass sie sie ignorieren und um sie herumreden kann. Wenn wir einen aufklappen und vor ihrem Kleiderschrank auf den Boden stellen, fängt sie vielleicht im Vorbeigehen an, Blusen und Socken hineinzulegen, um sich an den Gedanken zu gewöhnen.« Klara ging hinaus zum Vorzimmerkasten, waren hier nicht irgendwo noch die Kartons von ihrem letzten Umzug? Sie fand nur einen kaputten Staubsauger und den zweiten Wäscheständer, den sie doch nicht brauchten.

»Du stellst dir das zu einfach vor.« Lotte spürte wieder, wie müde sie war. Die Mutter hatte mehrere Minuten lang atemlos auf sie eingeredet, sich über die Ärzte und das Essen im

Krankenhaus beschwert, über das Surren vom Gang, bis sie in einem Nebensatz erwähnt hatte, dass sie ins Heim müsse.

»Es geht nur so, Stück für Stück wird das realer für sie. Auf einmal auszuräumen schafft sie doch nie.«

»Wie du meinst. Ich muss los.« Lotte legte auf und massierte sich mit einer Hand die linke Schläfe. Sie sah sich schon die Mutter im Altersheim besuchen, jeden Samstag trockenen Kuchen essen und sich anhören, dass sie zu selten kam. Und zu Weihnachten und an den Geburtstagen müsste sie sie abholen, Klara würde sich nicht darum kümmern.

Klara stellte sich vor, wie die Mutter hinter ihr her ins Schlafzimmer kam und meinte, der Karton wäre doch viel zu groß und würde ihr den ganzen Platz verstellen. Sie würde ihn verärgert gegen die Heizung schieben und sagen, dass das so nicht ging. Lotte würde anfangen, mit ihr zu diskutieren, versuchen, sie zu überreden. Aber sie würde nur einen Karton aufbauen, damit die Mutter ihn sich beim Einschlafen und beim Aufwachen ansehen und überlegen könnte, was das nun wirklich bedeutete. Ob sie wütend werden wollte, den Karton aus dem Zimmer in den Gang treten. Ob sie weinen wollte, um die Spitzenbluse aus reiner Seide, die am Saum ein bisschen eingerissen war und die niemand mehr tragen wollte. Nur so konnte es gehen, langsamer, als Lotte es sich vorstellen konnte.

Klara rief ihre Mutter an, die schon beim zweiten Klingeln abhob. Sie konnte sie nur fragen, wie es ihr ging, da erzählte die Mutter ihr dasselbe, das sie schon zu Lotte gesagt hatte. Als sie es endlich schaffte, die Mutter zu unterbrechen, fragte sie: »Aber willst du ins Heim?«

»Wollen? Wo soll ich denn sonst hin? Selbst wenn es mir nachher wieder besser geht, ich weiß ja nie, wann es dann nicht mehr geht. Das kann schon morgen sein oder in drei Jahren.«

»Und du willst vorbereitet sein?«

»Früher hätte Hans sich um so was gekümmert«, sagte sie leiser.

Klara konnte sich nicht erinnern, wann ihre Mutter den Vater das letzte Mal erwähnt hatte. »Vielleicht ist es ja auch anders, als du dir vorstellst, mit einem Balkon auf einen Park hinaus, mit einer netten Nachbarin, die mit dir gemeinsam Kuchen bäckt?«

»Ich habe es mir noch gar nicht vorgestellt«, sagte die Mutter und klang für Klara auf einmal trotzig. »Ich will es mir auch gar nicht vorstellen, wie soll das denn gehen? Wie soll ich mich um alles kümmern, oder machst du das etwa?«

Im Hintergrund war das laute Surren zu hören, über das die Mutter sich beschwert hatte. Klara überlegte, wie sie ihr von kleinen Schritten und einem Anfang erzählen könnte, ohne dass es zu sehr nach Coachingsprüchen und Esoterik klang.

»Du hast ja keine Ahnung«, nun klang die Mutter schwächer.

»Doch, ein wenig. Wenn du nach Hause kommst, bringe ich dir Umzugskartons vorbei«, sagte Klara und legte auf, bevor die Mutter widersprechen konnte.

33

»Das sieht ja aus wie eine WG!«, rief Lea und sah sich in der Küche um, wo sich das Geschirr auf der Anrichte stapelte. Sie steckte ihren Kopf in die Waschmaschine und fragte dann: »Geschirrspüler gibt es keinen?«

»Woher weißt du, was eine WG ist?« Lotte blieb schnaufend im Türrahmen stehen. Hinter ihr zerriss Anton laut die Plastikfolie der zusammengerollten Matratze, die sie zu zweit heraufgeschleppt hatten. Lea antwortete nicht, sie huschte wieder aus der Küche und rief von nebenan: »Ist das das Wohnzimmer oder das Schlafzimmer?«

»Wahrscheinlich hat sie es aus der Schule, letzte Woche kam ein E-Mail von ihrer Lehrerin, dass sie etwas zum Thema Familienformen und Zusammenleben machen.« Klara schubste die Tür der Waschmaschine wieder zu und stellte einen Stapel Teller in den Oberschrank darüber.

»Und was daran ist wie bei einer WG?«, fragte Lotte kopfschüttelnd.

»Wahrscheinlich, weil nicht aufgeräumt ist und alles so unfertig aussieht.« Klara strich über die beigen, glänzenden Fliesen an der Wand, sie hätte selbst eine andere Farbe ausgesucht. Aber vorerst würden sie so bleiben. Hanna hatte ihr schon angeboten, ihr beim Streichen zu helfen, sogar Fliesen könne man einfach übermalen, hatte sie gemeint.

»Wo soll die Matratze denn hin?«, rief Anton.

»Haben wir überhaupt ein Wohnzimmer?« Lea kam in die Küche zurück und sah sie erwartungsvoll an.

»Wir haben ein Zimmer für alles.«

»Ihr schlaft in einem Zimmer?« Anton kam mit einem großen Fetzen Plastik in der Hand in die Küche.

»Warum hast du sie denn im Flur aufgerissen? Jetzt müssen wir sie noch ins Zimmer bugsieren!« Lotte ging an ihm vorbei, zog und schob stöhnend die Matratze in Richtung Zimmer.

»Ich bin froh, dass wir überhaupt ein Zimmer haben«, meinte Klara.

Sie stapelte das übrige Geschirr in die Oberschränke und hörte die drei nebenan diskutieren, in welcher Ecke des Zimmers welches Bett stehen sollte. Darüber hatte sie sich noch keine Gedanken gemacht, sie hatte nur vor der Unterzeichnung des Mietvertrags noch schnell auf dem Plan ausgemessen, ob wirklich zwei Betten in den Raum passten. Für ihren Schreibtisch würde es knapp werden.

»Die zwei liegen jetzt die Matratze in jeder Ecke des Zimmers Probe, um herauszufinden, wo die beste Stelle für Leas Bett ist.« Lotte kam in die Küche zurück und sah sich um: »Einen Küchentisch hast du aber schon?«

»Noch nicht, aber an der Wand ist noch Platz für einen schmalen.«

Lotte zog die Kühlschranktür auf, sah auf die Fächer, die bis auf eine Packung Butter und eine Flasche Apfelsaft leer waren, sagte aber nichts.

Klara stapelte die Suppenschüsseln in die Teller hinein. Gestern hatte ihre Mutter noch einmal angerufen, um nachzufragen, ob sie nicht doch mehr Geschirr brauchte, vor allem Kuchenteller habe sie noch viele. Erst am Ende des Gesprächs hatte sie beiläufig gefragt, was denn passieren würde, wenn es ihr doch wieder schlechter ginge, wenn sie ihren Job verlieren würde, wer zahlte dann die Wohnung? »Das Arbeitslosengeld«, hatte sie nur geantwortet.

Sie hörte die Kinder nebenan lachen, die Matratze fiel schwer auf den Boden.

»Du hast dir das wirklich gut durchgerechnet?«, fragte Lotte leise und sah auf die hässliche, dunkelbraune Deckenlampe.

»Nein, habe ich nicht. Hätte ich bei Matti bleiben sollen?«

»So meine ich das nicht«, hastig kam Lotte zu ihr. »Wenn du Geld brauchst …«

»Du hast ja auch nicht zu viel.« Klara schloss den Oberschrank. »Und das mit Matti, das wäre ohnehin so gekommen.« Sie kratzte mit dem Fingernagel über einen schwarzen Strich auf der Schranktür.

»Wie, ohnehin?«

»Früher oder später hätten wir uns doch sowieso zerkracht. Er will immer langfristig planen, immer auf ewig wissen, woran er ist. Ich kann das einfach nicht, so tun, als ob man durch Planen alles im Griff haben könnte, alles verhindern könnte.«

Der schwarze Strich blieb, aber wenn sie ein paar Schritte zurück machte, war er nicht mehr zu sehen. Klara ging zum Fenster: »Der betonierte Hof mit den Fahrradständern und der Klopfstange sieht genauso aus wie der von deiner ersten WG, oder?«

»Aber für Lea«, setzte Lotte noch einmal an.

»Lea ist zwei Tage bei Matti, drei Tage bei mir, und jedes zweite Wochenende bei mir. Bis mir das zu kompliziert wird, also in ungefähr drei Wochen, und wir darüber streiten müssen, ob wir das nicht einfacher aufteilen können. Oder flexibler, was Matti hasst.«

Sie wusste, sie würde ihn anrufen, wenn sie zu müde war, um Lea an einem »ihrer« Tage abzuholen oder wenn Lea sich ihr Frühstück selbst machen musste, weil die Rückenschmerzen sich bis in die Arme zogen. Sie würde sich ausfragen lassen müssen, was sie nun vorhabe und ob sie sich um ihre Medikamente kümmere. Sie würde sich von der Hortbetreuerin mitleidige Blicke gefallen lassen müssen, weil Lea immer eine der Letzten war, die abgeholt wurden, weil sie noch einmal kurz eingenickt war oder nach der Arbeit noch eine Pause gebraucht hatte.

Ihr Handy vibrierte in der Hosentasche, Matti rief an. Wahrscheinlich wollte er nur fragen, ob er nicht doch vorbeikommen und helfen sollte. Bei ihrem letzten Telefonat hatte er es sich am Ende nicht verkneifen können, sie zu fragen: »Ist dir nicht klar, dass es am wahrscheinlichsten ist, dass es schlechter wird, ob schneller oder langsamer, schlechter auf jeden Fall?«

»Anders«, hatte sie gesagt, »anders und langsamer, als du dir vorstellen kannst.«

Er hatte ungläubig geseufzt, wie zu oft in letzter Zeit, offenbar hielt er sie für mehr als nur ein wenig seltsam.

Sie drückte den Anruf weg.

»Willst du lieber Tee oder Kaffee?« Sie stellte zwei Tassen neben den Gasherd.

»Ich will lieber die zwei davon abhalten, die Matratze auch noch gegen die Wand zu werfen«, seufzte Lotte. »Das ist genug jetzt, kommt wieder her!«, rief sie hinüber.

Lea und Anton kamen in die Küche, Anton meinte: »Es gibt fünf Möglichkeiten, wo man das Bett hinstellt, aber nur eine gute.«

»Dann bleiben wir doch bei der guten«, meinte Klara und füllte den Wasserkocher.

»Als ob es immer so einfach wäre«, murmelte Lotte.

»Wenn uns eine noch bessere einfällt, können wir es wieder ändern.«

Danke an

Elisabeth Klar, Anna Tmej und Ruth Eisenreich für die hilfreichen Rückmeldungen im Schreibprozess,

meinen Lektor Christopher Heil für den Durchblick und die klaren Vorschläge im Überarbeitungsprozess,

meinen Verlag für die Unterstützung und Begeisterung für das Projekt – vom Titel bis zur letzten Seite,

meinen Partner und meine Kinder dafür, dass sie mein Schreiben als selbstverständlich und wichtig ansehen.

Die Arbeit wurde gefördert durch zwei Stipendien –

Hans-Weigel-Literaturstipendium des Landes NÖ 2021/2022

Projektstipendium des BMUKK 2023/2024